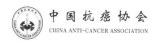

中国抗癌协会
CHINA ANTI-CANCER ASSOCIATION

整体评估

中国肿瘤整合诊治技术指南（CACA）

CACA TECHNICAL GUIDELINES FOR HOLISTIC INTEGRATIVE MANAGEMENT OF CANCER

2023

丛书主编：樊代明

主　编：张宏艳　刘　勇　张红梅

　　　　林榕波　周文丽　褚　倩

U0244956

天津出版传媒集团

天津科学技术出版社

图书在版编目(CIP)数据

整体评估 / 张宏艳等主编 . -- 天津 : 天津科学技术出版社, 2023.2

("中国肿瘤整合诊治技术指南(CACA)"丛书 / 樊代明主编)

ISBN 978-7-5742-0805-6

Ⅰ.①整… Ⅱ.①张… Ⅲ.①肿瘤—诊疗 Ⅳ.①R73

中国国家版本馆CIP数据核字(2023)第018913号

整体评估

ZHENGTI PINGGU

策划编辑:方　艳

责任编辑:马妍吉

责任印制:兰　毅

出　　版: 天津出版传媒集团
　　　　　天津科学技术出版社

地　　址: 天津市西康路35号

邮　　编: 300051

电　　话: (022)23332390

网　　址: www.tjkjcbs.com.cn

发　　行: 新华书店经销

印　　刷: 天津中图印刷科技有限公司

开本787×1092　1/32　印张5.375　字数80 000

2023年2月第1版第1次印刷

定价:38.00元

编委会

丛书主编

樊代明

主　编

张宏艳　刘　勇　张红梅　林榕波　周文丽　褚　倩

副主编

石丘玲　郑　瑾　闫　婕　王筱雯　丛明华　梁　峰
李小梅　陈小兵　倪　磊

核心编委（以姓氏拼音为序）

白　俊　曹成松　翟文鑫　高伟健　金　帅　李　倩
李　擎　刘　芳　刘理礼　乔　逸　史翔宇　苏丽玉
王　飞　王国蓉　王婧雯　吴　菁　徐　瑾　于　洋
张　鹏　张　西　张颖一　赵参军　赵　坤

编　委（以姓氏拼音为序）

卞伟钢　曹　立　曾　德　陈贝贝　陈　萍　陈志勇
成　远　房文铮　房新建　冯水土　付晓艳　高　峰
龚虹云　郭桂芳　何　婉　黑　悦　胡金龙　胡雪松
黄　龙　贾　佳　姬颖华　姜　萍　蒋继宗　来纯云
李　卉　李　森　李　敏　李　宁　李　桑　李笑秋
李新宇　李　一　李全福　刘海燕　刘　昊　刘　尧

刘耀阳　刘雅卓　芦　珊　陆　怡　路　平　吕嘉晨
马　芳　牟永平　蒲兴祥　乔贵宾　乔　慧　申兴勇
王冰涛　王慧娟　王建正　王贻军　王　喆　吴文捷
武文斌　解方为　项晓军　徐　禹　杨　彬　杨瑞霞
袁海峰　张　峰　张　华　张均辉　张　敏　张　雁
张玉松　张　璋　赵　强　赵　翌　庄成乐　邹慧超

编写顾问

刘端祺

编写秘书

高伟健　王　飞

目录 Contents

概述

恶性肿瘤严重威胁我国人民健康，已成为我国居民最常见的死亡原因之一。目前普遍认为，绝大多数肿瘤是外部因素与内部因素相互作用引起的。外部因素包括吸烟、饮食、环境污染物、药物、辐射和感染原等（即化学因素、生物因素、物理因素）。内部因素包括遗传因素，如基因突变、免疫缺陷等。随着人口老龄化加剧和肿瘤诊疗水平的不断进步，肿瘤患者的生存期越来越长，恶性肿瘤已经成为一种慢性疾病。

如何突破困局，关键在于：肿瘤防治，赢在整合。整合的核心不仅仅是诊治的整合，更要包括评估的整合，评估不仅是诊断的基础，更是治疗的关键。

如何整合？需要我们站在更高维度空间，全面审视每一个患病个体，既要看到树木，也要看到森林。做到以人为本，是每一位肿瘤专科医生应该牢固树立的基本思维，这样才能拥有精准施策的能力。

肿瘤病人首先是个"人"，每一个患者都是一个独一无二的个体。生物多样性的存在要求我们在治疗疾病的时候必须全局考虑患者作为一个人的感受、心理、躯体及社会功能等各个维度。因此，肿瘤治疗需要全人和全程管理的理念已经深入人心。此外，肿瘤患者具有明显的异质性特征，不仅表现在临床症状和体征，更表现在器官组织和基因分子水平上，而个体的年龄和种族差异、社会家庭关系、文化背景等均会影响其治疗效果，因此肿瘤患者需要个体化的控瘤策略。个体化的内核在于要求我们根据肿瘤在生物学上的不同特点，对不同药物的疗效差异，患者年龄、预期寿命、重要器官对治疗的耐受程度，患者期望的生活质量及个人经济状况进行综合考虑。

整合肿瘤学（holistic integrative oncology）的理念顺势而动，应运而生。基于肿瘤异质性和患者个体化治疗需求，从肿瘤病人的整体出发，将最先进的肿瘤诊疗技术和实践经验加以有机整合，并根据社会、环境、心理的现实进行修正、调整，使之更加符合、更加适合人体健康和肿瘤诊疗。整合肿瘤学的核心观点体现了肿瘤的异质性特征和全人全程管理的需要。

破局之路，思维先行；控瘤行动，评估先行。评估在每一种控瘤决策中均是重要的第一步，肿瘤评估一方面评估病人的体能、疾病、心理状态以及遗传风险，另一方面需要评估肿瘤治疗可能带来的局部和系统性损伤、并发症的风险以及患者本人的实际需求。因此，评估既是一个诊断的过程，也是避免和减轻肿瘤治疗带来的局部和系统性损伤风险的过程。肿瘤评估与治疗同样需要整合各相关医学领域，以病人为整体，全面综合评估病人的实际情况，加以有机整合，最终为形成个体化的整合诊治方案打下基础。由此，提出肿瘤整体评估（cancer holistic integrative assessment，CHIA）的概念，即基于整合肿瘤学理念、采用多维度方法综合评估肿瘤病人的躯体、心理和社会等功能状态，并据此制定个体化综合治疗策略，目的是提高肿瘤病人生存率、改善生活质量、促进整体康复。

肿瘤整体评估的两大特点是整合理念和整体概念。肿瘤整体评估既包含了在战略的高度整体布局，又包含了在战术的层面精准施策，两个维度相辅相成。评估是制定诊疗策略的前提，目的是为避免在治疗的过程中出现因评估不足而导致治疗决策的失误。基于医学问题的相似性，将每位肿瘤患者视为一个整体，在规划控瘤治疗前综合考虑疾病特点、器官功能、心理状态、营养水平、家庭和社会支持以及遗传风险和生育需求等，同时进行科学整体动态评估，并在合适时机加入中医专科评估，在实践中不断探索、优化、完善。根据整体评估结果，在控瘤治疗的同时施以个体化针对性的支持治疗，以延长患者的生存期、提高生活质量。

CACA肿瘤治疗指南提出从多学科诊疗模式提升为多学科整合诊疗（MDT to HIM）模式，实现以"患者为中心"的运行模式。肿瘤整体评估（CHIA）基于多学科整合诊疗的理念，从全人角度对患者进行个体化、多维度综合评估。CHIA由肿瘤专科团队主导，多学科共同参与，包括肿瘤内科、肿瘤外科、影像科、心理医学科、营养科、中医科、生殖医学科等，综合评估患者控瘤治疗的获益和风险、决策和应对能力、躯体症状、心理社会或精神困扰、个人目标、价值观和期望、教育和信息需求、经济毒性及影响护理的文化因素，最终形成符合患者需求的合理的控瘤治疗策略。

做好肿瘤整体评估第一步，就是下好了肿瘤整体防控先手棋。千里之行，始于足下；万里之船，成于罗盘。

第一章

一般状态评估

肿瘤患者一般状态评估主要包括体力状况、躯体功能、身体症状及营养状态评估。目的是评估患者治疗的耐受性。评估常用方法包括医护评估、自评量表、功能测量、膳食调查、人体学测量和能量需求估算。体力状态评估推荐工具为 ECOG，躯体功能评估推荐工具为日常生活能力评估（ADL）和工具性日常生活能力评估（IADL），疼痛及疲乏等症状评估推荐工具为 NRS 0—10。

所有肿瘤患者都应进行一般状态评估，评估遵循整合诊治"常规、全面、动态、个体"原则。住院患者入院后24小时内完成体能、症状、营养评估，评估后按患者一般状态分级实施进一步整合评价，对一般状态的影响因素，如治疗、共病等进行深入分析，根据评价结果进行整合治疗。

一、体力状态评估

体力状态（performance status，PS）评估旨在了解控瘤治疗的耐受力。PS 与肿瘤患者的生活质量有关，并受控瘤治疗（如化疗）相关毒副作用影响。进展期肿瘤患者在接受治疗时，PS 会发生变化，动态评估 PS 变化是调整治疗方案的依据。

体力状态评估推荐采用观察者报告（或临床医护报

告）方式。国际上对此评价标准一般有两种，建议使用 Karnofsky（卡氏评分，KPS，百分法）或美国东部癌症协作组评分（eastern cooperative oncology group，ECOG）。

（一）卡氏评分

对患者总体体能状态评分，常用于临床评估患者是否能够接受激进的治疗，如化疗、手术等。评分为0~100分（表1），得分越高，体力状态越好，越能耐受治疗给身体带来的副作用。KPS分为3级，80分以上为生活自理级（independent），不需任何护理，治疗后状态较好，存活期较长；50~70分为生活半自理级（semi-independent），不能工作，但能在家中生活自理。50分以下为依赖级（dependent），即生活不能自理。通常KPS低于60分，许多有效的控瘤治疗就无法实施，KPS 70以下一般认为不适合化疗。

表1　KPS评分

评分	体力状态
100	正常,无主诉,无疾病证据
90	能进行正常活动,有轻微症状及体征
80	可勉强进行正常活动,有一些症状及体征
70	生活能自理,但不能从事正常工作
60	生活尚能自理,有时需人扶助

评分	体力状态
50	需要一定帮助和护理
40	生活不能自理,需特殊照顾
30	生活严重不能自理,需住院治疗
20	病情危重,需住院积极支持治疗
10	病危,临近死亡
0	死亡

（二）美国东部癌症协作组评分（ECOG）

与 KPS 类似，ECOG 是恶性肿瘤临床常用的患者体力状态评分，是从患者体力了解一般健康状况和对治疗耐受能力的指标，常用于判断患者可否接受激进控瘤治疗。相比 KPS，ECOG 更简化。将功能状态分为 0~5 共 6 级，每一级都对应相应身体状态（表2）。白天卧床时间是关键点，超过 50% 评为 3 级，一般认为高于 2 级的病人不适宜化疗。

表2 ECOG分级

评分	体力状态
0	活动能力完全正常,与患病前活动能力无任何差异
1	症状轻,从事轻体力活动,包括一般家务或办公室工作
2	生活自理,但已丧失工作能力,白天卧床时间不超过50%

整体评估

第一章 一般状态评估

续表

评分	体力状态
3	生活仅能部分自理,白天卧床时间超过50%
4	卧床不起,生活不能自理
5	死亡

二、躯体功能评估

躯体功能（physical functioning，PF）是反映患者日常生活能力状态的指标，也是生活质量评估的主要维度。维护好患者PF是保证肿瘤治疗的基础条件，也是保证疾病诊疗可能获益的先决条件。合理、有效评估肿瘤患者PF至关重要，既是实施合理诊疗的基础，也是选择治疗模式的重要依据。

躯体功能主要包括肌力、平衡能力、移动能力、步态等。日常生活活动能力（activity of daily living，ADL）和工具性日常生活活动能力（instrumental activity of daily living，IADL）是一类整合评价患者躯体能力和自我照顾能力的指标，是老年肿瘤整合评估最主要的评估工具。目前在一些新药临床研究中，使ADL、IADL评价治疗前后耐受性和不良反应程度，对临床实践具有很好参考价值。另外，晚期肿瘤患者影响全身各个系统，甚至出现恶病质，进而出现不同程度的日常生活能力受损，是 ADL 和 IADL 评估的适用人群。本指南推荐采用 ADL 和 IADL 整合评估多发远处转移晚期肿瘤患者的躯体功能。对老年肿瘤患者的躯体功能评估参见 CACA 指南《老年保护》。

（一）日常生活活动能力评估

ADL 从进食、个人卫生、如厕、洗澡、穿脱服装鞋袜、大便控制、小便控制、平行行走、上下楼梯、上下床或椅子等 10 个条目进行评估，反映老年病人的自理和独立生活能力，以及老年人的功能状态和生活质量（表 3）。评分解释：0~20 分：极严重；20~45 分：严重；50~70 分：中度；75~95 分：轻度；100 分=ADL 自理。

表3 日常生活能力评估量表

项目	分数	内容说明
1. 进食	10□	可自行进食或自行使用进食辅具,不需他人协助
	5□	需协助使用进食辅具
	0□	无法自行进食或喂食时间过长
2. 个人卫生	5□	可以自行洗手、刷牙、洗脸及梳头
	0□	需他人部分或完全协助
3. 如厕	10□	可自行上下马桶、穿脱衣服、不弄脏衣服,会自行使用卫生纸擦拭
	5□	需协助保持姿势平衡、整理衣服或使用卫生纸
	0□	无法自己完成,需他人协助

项目	分数	内容说明
4.洗澡	5□ 0□	能独立完成盆浴或淋浴 需他人协助
5.穿脱衣 服鞋袜	10□ 5□ 0□	能自行穿脱衣裤鞋袜，必要时使用辅具 在别人协助下可自行完成一半以上动作 需他人完全协助
6.大便 控制	10□ 5□ 0□	不会失禁，必要时能自行使用栓剂 偶尔会失禁（每周不超过一次），需他人协助使用塞剂 需他人处理大便事宜
7.小便 控制	10□ 5□ 0□	日夜皆不会尿失禁，或可自行使用并清理尿布或尿套 偶尔会失禁（每周不超过1次），使用尿布或尿套需协助 需他人协助处理小便事宜
8.平地 行走	15□ 10□ 5□ 0□	使用或不使用辅具，皆可独立行走50米以上 他人稍微扶持或口头指导才能行走50米以上 无法行走，可独立操纵轮椅（包括转弯、进门及接近桌子或床旁），可推行轮椅50米以上 完全无法行走或推行轮椅50米以上
9.上下 楼梯	10□ 5□ 0□	自行上下楼梯，可使用扶手、拐杖等辅具 需稍微扶持或口头指导 无法上下楼梯

项目	分数	内容说明
10.上下床或椅子	15□	可自行坐起,由床移动至椅子或轮椅不需协助(包括轮椅刹车、移开脚踏板),无安全顾虑
	10□	在上述移动过程中需协助或提醒,或有安全顾虑
	5□	可自行坐起,但需他人协助才能移动至椅子
	0□	需他人协助才能坐起,或需两人帮忙方可移动
总分		

注:辅助装置不包括轮椅。

IADL用于评估个人独立生活能力,量表分别从使用电话、购物、备餐、整理家务、洗衣、使用交通工具、个人服药能力和理财能力等8个条目进行评分:IAdLs为0~8分(表4)。最高水平功能状态可获1分。在有时,2个或更多功能状态水平也可得1分,因为每一项目描述的是某些最低功能状态水平能力。

表4 日常生活工具性活动评估量表(IADL)

A 使用电话能力	( )
1.能主动打电话,能查号、拨号	1
2.能拨几个熟悉号码	1
3.能接电话,但不能拨号	1

4.不能用电话	0
B 购物	( )
1.能独立进行所需购物活动	1
2.仅能进行小规模购物	0
3.购物活动均需陪同	0
4.完全不能进行购物	0
C 备餐	( )
1.独立计划,烹制和取食足量食物	1
2.如果提供原料,能烹制适当食物	1
3.能加热和取食预加工食物,或能准备食物但不能保证足量	1
4.需要别人帮助做饭和用餐	0
D 整理家务	( )
1.能单独持家,或偶尔需帮助(如重体力家务需家政服务)	1
2.能做一些轻家务,如洗碗、整理床铺	1
3.能做一些轻家务,但不能做到保持干净	1
4.所有家务活动均需帮忙完成	1
5.不能做任何家务	0
E 洗衣	( )
1.能洗自己所有衣物	1
2.洗小衣物:漂洗短袜、长筒袜等	1
3.所有衣物须由别人洗	0

F使用交通工具	( )
1.能独立乘坐公共交通工具或独自驾车	1
2.能独立乘坐出租车并安排自己行车路线,但不能乘坐公交车	1
3.在他人帮助或陪伴下能乘坐公共交通工具	1
4.仅能在他人陪伴下乘坐出租车或汽车	0
5.不能外出	0
G个人服药能力	( )
1.能在正确时间服用正确剂量药物	1
2.别人提前把药按照单次剂量分好后,可正确服用	0
3.不能自己服药	0
H 理财能力	( )
1.能独立处理财务问题(做预算,写支票,付租金和账单,去银行),收集和适时管理收入情况	1
2.能完成日常购物,但到银行办理业务和大宗购物等需要帮助	1
3.无管钱能力	0

（二）基于量表的躯体功能评估

躯体功能评估量表常作为生活质量的一个维度，以患者报告结局量表的形式进行评估。采用完整生活质量量表评估可获患者整体的自我感知健康状态，但此类量表通常较为烦琐，特别对一般状态欠佳的肿瘤病人作为临床常规使用较困难。因此，推荐使用单条目"走路功能受影响"对患者躯体功能进行初步评估，以了解患者基本功能状态，辅助临床决策。

您走路受影响的程度是？

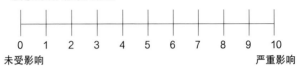

走路功能条目来自安德森症状量表，即评估肿瘤及其治疗对患者一般躯体功能的影响。该条目与功能测量指标（如"起立-行走"计时测试），高度相关，并且在功能测试无法完成情况下，如患者手术后，干细胞移植后患者无条件或不愿意进行功能测试，亦可快速评估患者躯体功能状态。

行走功能受损条目采用0~10数字计分法，0代表走路未受影响，10代表能想象的最严重影响。严重程度阈值为（2，6）：0~2分为无或轻度行走功能受损，3~6分为中度受损，7~10分为中度受损。

临床对躯体功能评估在中重度受损时，需进一步评估其症状负担及营养状态，以找到可能原因，为进行针对性治疗提供依据，以最大限度改善或保护患者躯体功能，从而提升生活质量。

三、症状评估

症状患者的主观感受，具有主观性和习得性，没有客观测量工具，有赖于患者的描述和运用评估工具加以量化。

(一) 症状评估宗旨及原则

症状的评估强调要尊重每一位患者的症状感受。肿瘤症状评估要按照"常规、全面、动态、个体化"原则实施主动筛查评估、病因诊断评估、诊疗方案评估、全程随访评估，形成一个动态的持续改进良性循环流程。因而，务必深入了解症状发生的生物学机制、流行病学特征及现有症状控制的诊疗方法，结合目标进行"靶向"评估；同时熟知症状常用评估工具，结合患者进行"个体"评估。

(二) 症状评估要点

1. 主动筛查评估

筛查目的是及早发现症状。一般采用量表筛查，由护士或医生助理完成。推荐对门诊和住院患者进行常规的症状筛查，发现异常则进入评估程序。症状加重影响日常生活，并会引发焦虑、郁闷、乏力、失眠等"次生灾害"症状。推荐所有就诊肿瘤患者主动进行症状筛查，包括常见核心症状及与疾病相关的症状。仔细询问患者及照护者，但避免诱导性问诊，如有症状应即刻进入评估模式。同时，根据肿瘤进展特点、即将进行的医疗操作进行"医源性症状"预测评估，着重加强患者教育。

2. 症状病因评估

症状病因评估也称症状定性评估，即评估症状发生原因和病理生理学机制。

（1）肿瘤直接相关症状评估：包括肿瘤直接侵犯、转移肿瘤占位等引起的症状，如癌痛等，参照CACA指南相关章节进行病因诊断评估。

（2）肿瘤间接症状评估：包括患者能量、糖、脂肪及蛋白质代谢异常，瘤细胞产生的炎性因子如白细胞介素-6等影响，患者的乏力、睡眠障碍等。控瘤治疗相关症状，如术后所致瘢痕痛、神经损伤、幻肢痛，控瘤治疗如化疗带来的恶心、呕吐等消化道症状。罹患肿瘤给患者带来的心理症状如抑郁和/或焦虑等。

（3）伴随的基础病相关症状评估：主要指慢性疾病相关症状，如骨关节炎、风湿性疾病、痛风、糖尿病、末梢神经损伤相关性疼痛、慢阻肺、间质型肺病相关的气促及呼吸困难、消化性溃疡、反流性食道炎导致的消化系统症状等。

3. 症状定量评估

症状都是主观体验，除少数症状如睡眠障碍等外，很少有客观检查结果。评估方法推荐基于患者对疾病或治疗导致功能状态受干扰后的自我感觉评估。简言之，患者自我报告症状的严重程度，即患者报告结局（patient reported outcomes，PRO）。常用评估方法如下。

（三）症状评估方法

症状定量评估主要评估患者症状负担，即疾病和/或治疗相关所有症状对患者功能和能力的总体影响。因此，不仅包含症状本身的严重程度，还包括症状对生活和情绪的影响程度。评测方法包括单条目症状评估、单症状-多条目测量和多症状评测量表（表5）。

1. 单条目症状评估

一般仅针对单个症状程度设置问题，例如癌痛数字评估法（NRS），简单易行，答案明确，敏感性高，但特异性较差，难以体现个体症状的特点。单条目无法体现症状在躯体、精神及情感方面多维度影响，一些心理测量并不适用。

2. 单症状-多条目测量

例如简明疼痛量表（BPI量表），就"疼痛"单一症状进行了疼痛程度、疼痛对生活干扰及心理影响等多维度评估，也顾及疼痛"症状群"中其他症状的简单评估，反映疼痛的程度和对能力及功能的影响。

3. 多症状评测量表

肿瘤症状常表现为"症状群"（symptom clusters），即多种症状同时存在，且一种症状可能加重另一种，有些症状常一起出现且可相互影响。多症状评测量表可评估常见多个症状的严重程度及对生活的影响。此种评估测量方法内容全面，但耗时多，临床不易施行。因而推荐结合肿瘤患者特征，评估一个主要维度，兼顾其他影响较大的次要维度。

表5　常用单症状及多症状量表和工具

疼痛	疲乏	多症状
单条目 NRS	单条目 NRS	多个症状的单条目 NRS
单条目 VAS	简明疲乏量表	欧洲癌症研究与治疗组织 QLQ - C30
单条目 VRS	癌症疲乏量表	鹿特丹症状清单

疼痛	疲乏	多症状
简明疼痛量表	疲乏症状量表	M.D.安德森症状评估量表
麦吉尔疼痛问卷，简短麦吉尔疼痛问卷	癌症治疗功能评价体系-贫血子量表	症状痛苦量表
医学结局研究SF-36躯体疼痛子量表	李氏疲乏量表	纪念斯凯隆症状评估量表
欧洲癌症研究与治疗组织 QLQ-C30 躯体疼痛子量表	多维度疲乏量表	症状监测量表
—	Piper疲乏量表	埃德蒙顿症状评估量表
—	Schwartz 癌症疲乏量表	

NRS:数字评定量表;VAS:视觉模拟量表;VRS:语言评价量表

（四）肿瘤核心症状评估

肿瘤相关普遍症状包括疼痛、疲乏、睡眠障碍及认知障碍、抑郁、厌食等。这些症状互为因果，紧密相关。如疼痛会引起患者睡眠障碍、抑郁，从而使疲乏加重，而睡眠障碍会加重疼痛，形成恶性循环，严重影响患者生活质量。症状群在疾病治疗阶段会出现动态变化，但以核心症状为基础的症状群稳定存在。因此分清主次，主要评估"核心症状"，兼顾其他症状。

肿瘤患者常见躯体症状包括：疼痛、疲乏、厌食、便秘、腹泻、呼吸困难、恶心呕吐、口干及水肿等；精神症状有抑郁、焦虑、谵妄及睡眠障碍等。以下以疼痛和乏力为例进行说明，心理相关症状见心理评估部分。

1. 疼痛

国际疼痛学会（international association for the study of pain，IASP）将疼痛定义为"由现有的或潜在的组织损伤引起或与损伤有关的感觉和情绪上不愉快的体验"，疼痛已列为第五大生命指征。晚期肿瘤病人中有60%以上发生中至重度疼痛，镇痛治疗是很多晚期患者就医的唯一诉求。癌痛的全面评估包括癌痛部位、类型、发作情况、病因及止痛治疗情况，还包括重要器官功能、心理精神、家庭支持、社会支持情况和既往史等。

（1）评估原则：癌痛评估遵循整合诊疗"常规、全面、量化、动态"原则。

（2）病因评估：癌痛主要为肿瘤直接导致；其次为肿瘤治疗及慢性基础病相关疼痛。按病理生理学机制主要分为伤害感受性疼痛和神经病理性疼痛，或混合性疼痛。

肿瘤本身引起的疼痛：指肿瘤压迫或侵犯周围组织、器官造成的疼痛。其程度取决于肿瘤类型、分期、并发症及患者的痛阈（疼痛耐受性）。

肿瘤治疗相关性疼痛：指与手术、创伤性操作、放疗、其他物理治疗以及药物治疗等相关的疼痛。

其他原因导致的疼痛：其他合并症、并发症以及社会心理因素等非肿瘤因素导致的疼痛。

（3）疼痛定量评估。

1）单维度症状评估

数字分级法（NRS）：最常用方法。使用疼痛程度数字评估量表对病人疼痛程度进行评估。将疼痛程度用0—10个数字依次表示，0表示无痛，10表示可以想象到的最剧烈疼痛。患者选择一个最能代表自身疼痛程度的数字。

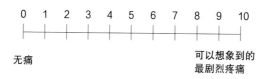

图1　疼痛程度数字评估量表

面部表情疼痛评分量表法：对交流障碍患者如儿

童、痴呆等患者根据患者疼痛时的面部表情，对照面部表情疼痛评分量表进行疼痛评估。

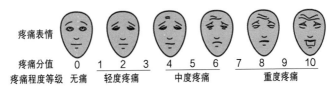

图2　面部表情疼痛评分量表

主诉疼痛程度分级法（verbal rating scale，VRS）：根据患者对疼痛的主诉，将疼痛程度分为轻、中、重三类。轻度：有疼痛但可忍受，生活正常，睡眠无干扰。中度：疼痛明显，不能忍受，要求服用镇痛药，睡眠受干扰。重度：疼痛剧烈，不能忍受，需用镇痛药，睡眠受严重干扰，可伴自主神经紊乱或被动体位。

客观行为评估：对昏迷或终末期患者，可能存在神志异常，无法进行自主疼痛评估，需照护人员，根据病人临床表现判断疼痛情况，可借助重症监护疼痛观察工具（CPOT）等工具。

2）单症状多维度评估

癌痛的维度评估是指对肿瘤病人疼痛及相关病情进行评估，包括疼痛病因及类型（躯体性、内脏性或神经病理性）、疼痛发作情况（疼痛性质、加重或减轻的因素）、镇痛治疗情况、重要器官功能情况、心理精神情况、家庭及社会支持情况以及既往史（如精神病史、药物滥用史）等。癌痛全面评估推荐简明疼痛评估量表（BPI）（表6）。推荐使用 ID Pain 量表（表7）等辅助诊断神经病理性疼痛，评分大于等于2分，考虑存在神经病理性疼痛。

注意事项如下。

（1）主动筛查评估：长期疼痛刺激可引起 CNS 病理性重构，发展为难治性癌痛。因而主动筛查评估及早控制尤为重要，可避免或延缓此过程发展。推荐所有患者入院后与心率、血压、脉搏及呼吸生命体征一起及时完成疼痛筛查和评估。

（2）评估尊重患者主述，确认最近24小时内最严重和最轻的疼痛程度。

（3）重度疼痛患者注重评估有无肿瘤引起的骨折、脏器穿孔等肿瘤危急重症。

（4）重视爆发痛的评估、原因判断和治疗。

表6 简明疼痛评估量表（BPI）

一、在一生中，我们多数人都普体验过轻微头痛或扭伤和牙痛,今天您是否有疼痛?
　　□是　□否

二、请您用阴影在下图中标出您的疼痛部位,并在最疼痛的部位打×(可有多部位)。

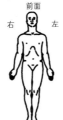
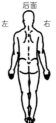

前面　　　　　　后面
右　　　左　　　左　　　右

三、请您圈出一个数字,以表示您在24小时内疼痛最重的程度。
　　0 1 2 3 4 5 6 7 8 9 10
不痛　　　　　　　　　　　　　您能想象的最疼

四、请您圈出一个数字,以表示您在24小时内疼痛最轻的程度。
　　0 1 2 3 4 5 6 7 8 9 10
不痛　　　　　　　　　　　　　您能想象的最疼

五、请您圈出一个数字,以表示您在24小时内疼痛的平均程度。
　　0 1 2 3 4 5 6 7 8 9 10
不痛　　　　　　　　　　　　　您能想象的最疼

六、请您圈出一个数字,以表示您在24小时内疼痛的程度。
　　0 1 2 3 4 5 6 7 8 9 10
不痛　　　　　　　　　　　　　您能想象的最疼

七、请您圈出一个数字,以表示您在24小时内镇痛治疗后疼痛缓解了多少。
　　0% 10% 20% 30% 40% 50% 60% 70% 80% 90% 100%
无缓解　　　　　　　　　　　　　　　　　　　　完全缓解

八、请圈出一个数字,表示您上周受疼痛影响的程度。
1)日常活动
(无影响) 0 1 2 3 4 5 6 7 8 9 10(完全影响)
2)情绪
(无影响) 0 1 2 3 4 5 6 7 8 9 10(完全影响)
3)行走能力
(无影响) 0 1 2 3 4 5 6 7 8 9 10(完全影响)
4)日常工作
(无影响) 0 1 2 3 4 5 6 7 8 9 10(完全影响)
5)与他人的关系
(无影响) 0 1 2 3 4 5 6 7 8 9 10(完全影响)
6)睡眠
(无影响) 0 1 2 3 4 5 6 7 8 9 10(完全影响)
7)生活乐趣
(无影响) 0 1 2 3 4 5 6 7 8 9 10(完全影响)

表7　ID Pain 量表

自测题	评分	
	是	否
您是否出现针刺般疼痛？	1	0
您是否出现烧灼样疼痛？	1	0
您是否出现麻木感？	1	0
您是否出现触电般疼痛？	1	0
您的疼痛是否会因为衣服或床单的触碰加剧？	1	0
您的疼痛是否只出现在关节部位？	−1	0
总分：		

结果分析如下。

总分	−1	0	1	2	3	4	5
分析	基本排除神经病理性疼痛	不完全排除	考虑患神经病理性疼痛		高度考虑患神经病理性疼痛		

2. 疲乏

肿瘤相关性疲乏（cancer-related fatigue，CRF）是一种由肿瘤本身或肿瘤相关治疗引起的与近期活动度不成比例的、疲乏或耗竭的主观感觉，包括躯体、情绪和/或认知等方面。我国流行病学调查结果显示，中重度CRF发生率为52.07%。

CRF机制复杂，病因多样，直接原因包括肿瘤患者能量、糖、脂肪及蛋白质代谢异常，瘤细胞产生的炎性因子如白细胞介素-6等影响机体正常代谢。间接因素包括手术、放疗、药物治疗等不良反应；肿瘤并发症如贫血、疼痛、营养不良、睡眠障碍等；焦虑、抑郁等情绪等均是CRF相关因素。

（1）评估原则：在CFR评估时除遵守整合诊疗"常规、全面、动态"原则，还要强调个体化评估。

（2）评估内容：疲乏经历包括疲乏的产生及持续时间、变化规律、加重或缓解因素及对日常功能的影响等。

现有肿瘤及治疗情况：特别注意在肿瘤生存者中，突然加重的疲乏可能预示肿瘤进展或复发。需对患者所用控瘤治疗相关不良反应及贫血等进行全面评估。

家庭社会支持情况：包括需否照护者及照护现状、经济负担等。

（3）评估方法。

1）单维度CRF评估：疲乏程度：单条目0—10数字评分法，评估方法及程度（轻、中、重度）判断方法均同疼痛评估。

2）BFI量表：包括9个条目，采用11级Likert评分法：0代表"无疲乏"，10代表"能想象到的最严重疲乏"，对患者过去24小时内疲乏程度及对其他能力的影响进行评分及轻、中、重度分层。简易疲乏量表BFI-C（表8）经验证具有良好内部一致性及可靠性，推荐作为CRF筛查和评估的主要方法。

表8 简易疲乏量表（BFI-C）

日期：　　　　　　时间：　　　　　　姓名：

我们一生中一般大多数人会有时感觉非常疲劳或劳累

您在最近一周内是否有不寻常的疲劳或劳累？ 是　　　 否　　　

1.请用圆圈标记一个数字，最恰当地表示您现在的疲劳程度（疲劳,劳累）

0	1	2	3	4	5	6	7	8	9	10
无症状										您能想象最疲劳

2.请用圆圈标记一个数字，最恰当地表示您在过去24小时内通常的疲劳程度（疲劳,劳累）

0	1	2	3	4	5	6	7	8	9	10
无症状										您能想象最疲劳

3.请用圆圈标记一个数字，最恰当地表示您在过去24小时内最疲劳的程度（疲劳,劳累）

0	1	2	3	4	5	6	7	8	9	10
无症状										您能想象最疲劳

4.请用圆圈标记一个数字，最恰当地表示您在过去24小时内疲劳对您下述方面的影响

A.一般活动

0	1	2	3	4	5	6	7	8	9	10
无影响										完全影响

B.情绪

0	1	2	3	4	5	6	7	8	9	10
无影响										完全影响

C.行走能力

0	1	2	3	4	5	6	7	8	9	10
无影响										完全影响

D.正常工作（包括外出工作和户内家务）

0	1	2	3	4	5	6	7	8	9	10
无影响										完全影响

E.与他人关系

0	1	2	3	4	5	6	7	8	9	10
无影响										完全影响

F.享受生活

0	1	2	3	4	5	6	7	8	9	10
无影响										完全影响

注意事项如下。

（1）筛查时机：患者首次就诊、每次门诊和住院、重要治疗实施之前或临床医生日常查房发现患者疑似疲乏时都应进行筛查。

（2）除肿瘤疾病因素，还要考虑患者情绪、文化程度、社会关系、交流能力等多因素影响，如晚期、重症肿瘤患者或交流障碍者，需询问照护者，尽量选择简短、易完成的量表，如视觉模拟评分法（VAS）等。

症状控制是控瘤治疗中伴随全程的重要治疗措施，合理评估是正确处理的前提，单一评估方法均不能满足整合诊疗"常规、全面、动态、个体"的症状评估原则。随着对肿瘤疾病及症状机制的认识加深，将有更多的症状评估方法应运而生，可指导症状控制，改善患者生活质量。

四、营养评估

肿瘤是一种消耗性疾病，患者因机体贮存的脂肪组织迅速丢失，肌肉组织过度分解，造成营养不良，有的甚至发展成恶病质。门诊和住院肿瘤患者营养不良发生率分别为32.0%～33.8%和47.7%～49.0%。晚期肿瘤患者的营养不良比例高达68.0%～76.5%。严重营养不良造成患者生活质量下降、器官功能障碍和并发症增加，甚至威胁生命。20%～50%肿瘤患者死于营养不良或恶病质，而非肿瘤本身。营养不良会增加肿瘤患者术后并发症和放化疗副反应的发生率，增加住院费用，降低控瘤疗效，缩短生存时间。因此，提高对肿瘤患者营养状况的关注，选择适合的营养不良诊断方法与标准，制定个体化整合治疗方案，有助于更好改善患者的预后和生活质量。

CACA指南推荐"营养风险筛查2002量表评分（nutritional risk screening，NRS2002）"作为住院肿瘤患者营养风险的筛查工具。具体见CACA指南《营养治疗》，量表操作有三个步骤：营养筛查初筛、营养筛查复筛和评分方法及营养不良风险判断，以利于判断患者是否需要营养支持治疗。

（一）初步营养风险筛查

1. 筛查内容

营养初筛条目：①BMI小于18.5；②在过去3个月体重是否下降？③在过去1周膳食摄入是否减少？④是否病情严重（如ICU治疗）？

2. 筛查标准

（1）如以上任一问题回答"是"，则直接进入再次营养风险筛查。

（2）如所有问题回答都是"否"，应每周重复调查1次。如患者计划接受腹部大手术治疗，可制订预防性营养支持计划，以降低营养不良风险。

（二）再次营养风险筛查

筛查工具：NRS-2002（表9）

1. NRS-2002评分适用对象

18~90岁；住院1天以上；次日8时前不准备手术。

2. NRS-2002内容

（1）人体测量。

（2）近期体重变化。

（3）膳食摄入情况。

（4）疾病严重程度。

表9 NRS-2002第二步——营养筛查复筛

营养状态受损评分	
0分	正常营养状态
1分	3个月内体重丢失>5%，或前一周食物摄入量比正常需要量减少25%~50%
2分	2个月内体重丢失>5 或 BMI18.5~20.5+一般状况差，或前一周食物摄入量比正常需要量减少50%~75%

3分	1个月内体重丢失>5%，或BMI<18.5+一般状况差，或前一周食物摄入量比正常需要量减少75%~100%
疾病严重程度评分（营养需求增加程度）	
0分	营养需求正常
1分	营养需求轻度增加,不需卧床,慢性疾病急性加重、慢性疾病包括骨折、肿瘤、糖尿病、肝硬化、血液透析患者
2分	营养需求中度增加,需卧床,比较大的腹部手术、中风、严重肺炎、恶性血液肿瘤
3分	营养需求重度增加,在加强病房靠机械通气支持、脑损伤、骨髓移植、ICU病人
年龄评分	
0分	年龄小于70岁
1分	年龄大于等于70岁

每部分评分取最高值。

　　第三个步骤：营养不良评分包括营养状态受损评分+疾病严重程度评分+年龄评分，根据评分进行营养不良风险判断。其中大于或等于3分患者存在营养不良风险，需要营养支持，应结合临床，制订营养治疗计划；小于3分患者每周需再次进行营养风险筛查。

　　对存在营养风险的肿瘤患者推荐使用"全球营养领导层倡议营养不良诊断标准（global leadership initiative on malnutrition，GLIM）"进行详细评定。

营养筛查及评估的目的是指导营养治疗。无营养不良者，不需营养干预，直接进行控瘤治疗；可疑营养不良者，在营养教育的同时，实施控瘤治疗；中度营养不良、恶病质及肌肉减少症患者的营养治疗临床路径，在人工营养干预的（EN、PN）同时，实施控瘤治疗；重度营养不良者，应先进行人工营养干预1~2周，然后在营养治疗的同时，进行控瘤治疗。无论有无营养不良，所有患者在完成一个疗程的控瘤治疗后，均应进行重新营养评估。营养治疗细则详见CACA指南《营养治疗》。

第二章

器官功能状态评估

控瘤治疗前器官功能评估至关重要。高龄、营养状况、恶性肿瘤本身及共患病等因素均可致患者器官功能下降，控瘤治疗前需对其器官功能、共患病及基础用药等开展全面评估，充分衡量患者一般状况、躯体功能、肿瘤病理及生物学特征、肿瘤负荷、控瘤治疗可能的临床获益及治疗风险等，最终提出整合控瘤方案。

一、器官功能评估

（一）心功能

对拟接受控瘤治疗患者，特别是应用心脏毒性控瘤药物、既往有心血管疾病或相关风险因素的患者需进行心功能评估及心脏毒性监测。

常用超声心动图评估患者心功能，结合心电图和肌钙蛋白、脑钠肽等血清学指标可早期发现亚临床心脏毒性，必要时可行冠脉CT血管成像、冠脉造影、心脏MR、同位素扫描等检查。根据药物和个体危险因素进行控瘤治疗心脏毒性危险因素评估（表10），按不同心脏毒性风险分级给予相应心功能监测。

当基线左心室射血分数（LVEF）为45%~49%时，尽量选择心毒性较小的控瘤治疗方案，若控瘤治疗过程中LVEF下降小于10%，建议在维持原方案治疗同时给予心脏保护治疗；若LVEF下降大于10%，应停止控瘤治疗，左心室整体纵向应变（GLS）下降超过15%时亦需给予心脏保护治疗。对于极高危人群，每个控瘤治疗周期之前、结束、结束后的3~6个月和1年应行心脏超声检查测量心肌应变，整个控瘤治疗过程中可监测心脏超声、心电图、肌钙蛋白的变化。高危人群需每3个控瘤治疗周期进行上述检查。中危人群在控瘤治疗期间、结束及结束后3~6个月行心脏超声检查，控瘤治疗期间可监测心电图、肌钙蛋白，而低危人群可于治疗结束后进行心脏超声检查测量应变和/或心电图或肌钙蛋白监测。基线LVEF在50%以上的患者可接受控瘤治疗。

表10　控瘤治疗心脏毒性危险因素评估*

药物危险因素	个体危险因素
高危(4分) 蒽环类、环磷酰胺、异环磷酰胺、氟法拉滨、曲妥珠单抗	年龄 < 15岁或 > 65岁 女性 心肌病 心力衰竭 冠心病 外周动脉疾病 高血压 糖尿病 既往或同时使用蒽环类 既往或同时放疗
中危(2分) 多西他赛、帕妥珠单抗、舒尼替尼、索拉非尼	
低危(1分) 贝伐珠单抗、达沙替尼、伊马替尼、拉帕替尼	
几乎无危险(0分) 依托泊苷、利妥昔单抗、沙利度胺	

*心脏毒性危险因素总分（CRS）=药物危险因素评分+合并个体危险因素数目。CRS大于6：极高危；CRS 5~6：高危；CRS 3~4：中危；CRS 1~2：低危；CRS 0：极低危。

（二）肺功能

控瘤药物如化疗（如博来霉素、吉西他滨）、靶向治疗（如抗体偶联药物）及免疫治疗存在肺功能受损风险，相关性肺损伤以浸润性肺病为主要表现，包括肺间质纤维化、非特异性间质性肺炎、弥漫性肺泡损伤及肺泡出血所致的急性呼吸窘迫综合征（ARDS）等，最常见的是控瘤药物相关间质性肺病（DILD），其临床表现和累及部位具有多样性（表11）。如患者有新发呼吸系统症状或原有症状加重且与控瘤药物暴露之间存在时间关联，需尽早进行胸部高分辨率CT检查（敏感度大于90%）：能清晰显示肺间质改变。一般而言，出现以下特征需考虑进行终末期治疗：FEV_1占比小于30%、严重呼吸衰竭、需要长期氧疗、过去1年反复因肺部疾病急性加重住院治疗、既往有气管插管和有创呼吸机治疗且撤机困难、一般状况恶化等。

表11 DILD常见影像学及病理学表现

病变类型	胸部HRCT表现	病变表现
弥漫性肺泡损伤（急性间质性肺炎或急性呼吸窘迫综合征）样改变	渗出期出现双侧广泛磨玻璃影和气腔实变；纤维化阶段出现牵引性支气管扩张，肺容量减少	肺泡腔衬覆透明膜，Ⅱ型肺泡上皮增生，肺泡间隔增宽，疏松纤维组织增生，但病理很难观察到具有丰富透明膜的急性期或渗出期
普通型间质性肺炎样改变	形成蜂窝状、牵引性支气管扩张和牵引性细支气管扩张，可同时出现毛玻璃影和细网状影	致密纤维化；有纤维母细胞灶；病变呈斑片状分布，位于肺周边部及胸膜下，可见正常肺组织；伴或不伴肺蜂窝变
非特异性间质性肺炎样改变	双肺弥漫分布，中下肺为主，呈磨玻璃影和网格影为主，伴或不伴牵拉性支气管扩张	纤维化成纤维细胞灶均匀分布，纤维细胞灶不明显或不存在；肺泡间隔与支气管周围间隙内存在淋巴细胞和浆细胞
机化性肺炎样改变	支气管血管周围和/或周围分布的多灶性斑片状实变影，可出现"反晕征"	肺泡腔及呼吸性细支气管内息肉样增生的纤维母细胞及黏液样基质
嗜酸性粒细胞性肺炎样改变	单侧或双侧，非节段性实变或磨玻璃影；多呈一过性改变	大量嗜酸性粒细胞充满肺泡腔，其中可能也含有纤维蛋白和一些红细胞

病变类型	胸部HRCT表现	病变表现
过敏性肺炎样改变	双肺磨玻璃影、边界不清楚的小叶中心结节,马赛克征象	细支气管及其周围肺组织富细胞性炎症及松散肉芽肿

注:DILD:药物引起的间质性肺病;HRCT:高分辨率CT。

（三）肝功能

控瘤治疗前通过评估肝脏合成（如白蛋白）、肝细胞损伤（如AST、ALT）以及胆汁淤积和导管功能（如胆红素），将患者分为肝功能正常，轻、中或重度功能障碍（Child-Pugh肝功能分级，表12）。一般要求总胆红素小于1.5倍正常上限、血清氨基转移酶（ALT/AST）小于2至3倍正常上限，碱性磷酸酶、γ-谷氨酰转肽酶、白蛋白、乳酸脱氢酶和凝血等指标在内科治疗中较少有明确要求。此外也可用Child-Pugh大于12和MELD大于21[计算公式R＝0.957×ln（肌酐mg/dL）＋0.378×ln（胆红素mg/dL）＋1.120×ln（INR）＋0.643×（病因:胆汁淤积性和酒精性肝硬化为0,其他原因为1）]等评分标准,以确定患者在预后上是否适合临终关怀（即预期生存期小于6个月）。患者既往存在常见肝病如慢性病毒性肝炎（乙型肝炎和丙型肝炎）、酒精性肝病、非酒精性脂肪肝以及药物性肝损伤，少见疾病如自身免疫性肝病、肝豆状核变性等均会影响肝功能储备。需注意，若考虑患者肝功能异常为肿瘤导致，控瘤治疗可接受更高阈值（转氨酶小于5倍正常上限）。

表12　Child-Pugh肝功能分级

临床生化指标	1分	2分	3分
肝性脑病（期）	无	1~2	3~4
腹水	无	轻度	中、重度
总胆红素（μmol/L）	<34	34~51	>51
白蛋白（g/L）	>35	28~35	<28
凝血酶原时间延长（秒）	<4	4~6	>6

注：A级：轻度，5~6分；B级：中度，7~9分；C级：重度，大于或等于10分。

（四）肾功能

肾功能对维持机体电解质稳定及酸碱平衡至关重要。手术创伤、失血和低血压等因素均可致肾血流减少，麻醉药因抑制循环而影响肾灌注，一些化疗药物（如烷化剂、铂类、抗代谢类药物等）具有肾毒性，抗血管生成靶向药物可能改变肾小球血管通透性，免疫治疗可能有引起免疫相关性肾炎的风险。肾小球滤过率

（GFR）是反映肾小球滤过功能的客观指标，在临床上常被用于评价肾功能损害程度，目前常用指标如肌酐Cr、尿素氮BUN、胱抑素C并不能早期反映GFR下降。常用标准为血清肌酐清除率（CrCl）大于60 mL/min。肿瘤治疗过程中常见的并发症为急性肾损伤（AKI），其危险因素包括年龄大于65岁、基础慢性肾病、各种肾前性因素、败血症、肾毒性药物或毒物暴露等。

（五）胃肠道功能

胃肠功能包括消化吸收、屏障功能、内分泌功能和免疫功能，控瘤治疗可能造成以上胃肠道功能损伤，以腹泻、腹胀、恶心呕吐为常见症状。由于胃肠功能与营养状况密切相关，在评估时需注意区分胃肠功能损伤与疾病、食物或治疗等哪种或哪些因素相关。胃肠肿瘤患者围术期需评估急性胃肠损伤（AGI）相关风险，监测有无腹内高压（IAH）及其他腹腔疾病，内科治疗常见化疗药物（如伊立替康、氟尿嘧啶类等）和分子靶向药物都可能产生明显胃肠道反应。在使用腹泻副作用发生率高的药物（例如吡咯替尼、阿贝西利等）前，注意评估患者以往大便习惯，尤其对吸收功能差、易腹泻患者应提前做好预防措施，备用治疗腹泻药物并进行患者教育。

（六）骨髓功能

骨髓具有造血、免疫防御、创伤修复的功能，其中造血为主要功能。80%以上的化疗药物和放疗可致骨髓抑制，以中性粒细胞、血小板减少为主。靶向药物、免疫治疗药物所致骨髓抑制的发生率明显低于化疗，以贫血、血小板减少为主。患者本身因素和疾病状态，也是引起骨髓功能抑制的重要危险因素：年龄大于或等于65岁，女性，体力状态差（PS评分大于或等于2分），既往治疗期间曾经出现过骨髓抑制，开放性创伤/近期手术，或合并有感染，肿瘤侵犯骨髓，既往有放/化疗史，其他脏器功能异常，如肝、肾和心功能不全，慢性免疫抑制状态等。因此，在控瘤治疗前需行血常规检查，必要时需行骨髓穿刺活检以明确骨髓功能或查找异常原因。一般要求，白细胞计数大于或等于$3.5×10^9$/L，中性粒细胞绝对计数大于或等于$1.5×10^9$/L，血小板大于或等于$80×10^9$/L，血红蛋白大于或等于11 g/dL。若未满足上述指标，必要时可给予粒细胞集落刺激因子、重组人白介素-11、血小板生成素、促红细胞生成素等治疗。

二、共患病评估

共患病（comorbidity，multimorbidity）是指同时存在2种或2种以上慢性健康问题（multiple chronic conditions，MCCs）。肿瘤患者年龄越大，越易合并多种基础病，共患病不仅使肿瘤患者控瘤决策更加复杂和困难，还影响肿瘤患者预后及生活质量，甚至增加患者医疗负担。有共患病的肿瘤患者生存时间短于无共患病者。共患病可影响肿瘤治疗的风险及获益，也可影响很多治疗决策的风险/获益平衡。因此，治疗前对共患病充分评估有助于准确预测生存率，合理制定控瘤决策。共患病评估通常采用年龄调整后Charlson共患病指数（age-adjusted charlson comorbidity index，ACCI），结合控瘤治疗获益，决定治疗决策。对老年肿瘤患者共患病评估需更为详细，具体参考CACA指南《老年保护》。

肿瘤患者共患病评估及管理并非多科疾病治疗的简单叠加，要考虑不同共病状态、共病多样性、个体差异性等特点，要考虑疾病之间、疾病与治疗之间、药物与药物之间的相互关系。同时，控瘤治疗前对不同系统疾病的评估有助于提前预估药物治疗不良反应，判断可能毒副作用危险程度，有助于提前做好防治工作。

（一）循环系统疾病

控瘤治疗需提前评估心脏毒性危险因素，即包含药物危险因素和患者危险因素两部分。对拟使用有心脏毒性药物的患者，控瘤治疗主要评估：既往存在的或新发的心血管疾病[如冠脉疾病（CAD）、NYHA分级 II 级以上的充血性心衰（CHF）、需治疗的心律失常（包括心房颤动）、左室射血分数（LVEF）小于50%、有原发性心肌病病史（如扩张型心肌病、肥厚型心肌病、致心律失常性右室心肌病、限制型心肌病、未定型心肌病）、有临床意义的QTc间期延长病史，或QTc间期女性大于470 ms、男性大于450 ms，以及有症状需药物治疗的冠心病]。存在以上疾病患者应谨慎选择控瘤治疗（手术、放疗以及化疗、免疫治疗、靶向治疗），且需进一步评估患者心血管疾病的危险因素（如高血压、血脂异常、肥胖、吸烟史、糖尿病），必要时对可改变危险因素进行干预。详见CACA指南《心脏保护》。

（二）呼吸系统疾病

呼吸系统疾病包括间质性肺病、慢性阻塞性肺病（COPD）、肺栓塞、阻塞性肺不张及肺部感染等。患者合并呼吸系统疾病，选择系统治疗药物时要注意药物的肺毒性，尤其合并间质性肺病时需更加谨慎。选择胸部放疗时需考虑肺损伤风险。

有研究报道，血清唾液酸化糖链抗原（KL-6）在间质性肺炎患者中升高，其与唾液酸SSEA-1的比率（K/S比）可作为肺癌合并特发性间质性肺炎患者发生DI-ILD的预测指标。因此，对接受靶向治疗或免疫治疗的肿瘤患者，其基线需通过病史、症状、体格检查、血清标志物KL-6、胸部CT、支气管肺泡灌洗液及肺功能等严格筛选，充分评估患者控瘤治疗的利弊。对既往合并COPD的患者，其哮喘或COPD加剧，建议优化药物治疗方案。晚期肺癌合并慢阻肺患者在控瘤治疗的基础上，规律治疗慢阻肺，其无进展生存期（PFS）及总生存期（OS）更长。针对阻塞性肺不张患者，对近端病变，考虑支气管介入治疗，如机械清创的支气管镜检查、肿瘤消融和气道支架置入；对远端病变，考虑胸部放疗。对肺功能不正常者，选择免疫治疗需注意可能的免疫相关性肺炎。肺部感染患者建议抗感染治疗，存在肺栓塞患者建议溶栓治疗，需溶栓后再进行控瘤治疗风险评估。详见CACA指南《肺脏保护》。

（三）消化系统疾病

控瘤治疗均有可能导致肝损伤，控瘤治疗前基础肝病史需引起重视，选择系统治疗药物时需警惕肝毒性。慢性病毒性肝炎患者在化疗、靶向治疗或免疫治疗过程中，需要同时进行抗病毒治疗。详见CACA指南《肝脏保护》。

控瘤治疗可能会影响胃肠道功能包括消化吸收功能、屏障功能、内分泌功能和免疫功能，导致患者腹痛腹泻、恶心呕吐、消化道出血等症状。针对存在活动性溃疡、肠梗阻、消化道出血等情况的患者，暂不予控瘤治疗，待对症治疗好转后再评估。既往腹腔手术史或放疗可能引起肠粘连、肠道狭窄及腹内疝，从而增加肠梗阻发生风险。详见CACA指南《胃肠保护》。

（四）泌尿系统疾病

50%以上控瘤药物（顺铂、烷化剂、靶向药物及免疫检查点抑制剂）会出现不同程度的肾脏损害。接受免疫检查点抑制剂的患者，急性肾损伤的发病率约为17%（血清肌酐增加大于1.5倍正常值上限）。另外，免疫治疗联合化疗可增加肾毒性发生率。因此，在每次使用免疫检查点抑制剂之前，都应检测血清电解质和血尿素氮、肌酐和肾小球滤过率（GFR）。详见CACA指南《肾脏保护》。

（五）内分泌系统

伴随甲功异常、糖尿病等内分泌疾病的肿瘤患者，在考虑系统药物治疗前，充分评估基础内分泌疾病控制情况，将甲功和血糖调整到合理范围，再考虑控瘤治疗。免疫治疗和靶向治疗在发挥其卓越控瘤效应同时，也伴不同程度内分泌系统副反应，包括垂体、甲状腺、胰腺、肾上腺等内分泌腺体的功能紊乱。免疫检查点抑制剂（包括 PD-1/PD-L1 抑制剂）会导致甲状腺功能障碍，尤其是甲减及血糖异常如酮症酸中毒、高血糖高渗昏迷等；CTLA-4 抑制剂更易导致垂体炎。靶向治疗如酪氨酸激酶抑制剂（TKI）容易导致甲减。

控瘤药物对内分泌系统的影响表现较为隐匿、缺乏特异性，应提高警惕，要全程化评估和密切监测，以避免发生严重危及生命的不良反应，使患者从控瘤治疗中最大程度受益。详见CACA指南《内分泌保护》。

（六）神经系统疾病

肿瘤本身或控瘤治疗（如化疗、放疗）可能导致患者认知能力下降。在原发性中枢神经系统（CNS）肿瘤患者或发生脑转移患者中特别突出，但在从未涉及颅内肿瘤的患者中也有报道。认知障碍患者应筛查可能导致认知障碍的潜在可逆因素，如睡眠障碍、疲劳、精神错乱等。免疫治疗的神经系统毒性如重症肌无力，接受抗CTLA-4抑制剂的患者发生率为3.8%，接受PD-1抑制剂发生率为6.1%，因此，在应用免疫检查点抑制剂前需严格筛选患者是否合并重症肌无力。抗血管生成药物，如安罗替尼、阿昔替尼等可增加脑梗死风险。因此，对既往存在脑梗死患者，在抗血管生成药物的选择上需慎之又慎。对高龄和合并高血压患者，需密切监测血压。详见CACA指南《神经保护》。

（七）运动系统疾病

关节痛和肌痛在应用免疫检查点抑制剂的患者中较多见，临床研究报道发生率高达40%。最多见的是骨关节/肌肉类风湿样改变，如关节炎、肌炎、肌痛等。多见于PD-1/PD-L1单抗及联合免疫治疗，大小关节均可累及，可发生在免疫治疗的任何时段。部分肿瘤患者同时罹患周围神经病变、骨转移、骨骼发育不良、关节炎或肌肉骨骼等问题，这部分患者是运动诱发不良事件的中等风险人群，在运动前应进行稳定性、平衡性及步态评估。运动相关不良事件高危人群包括有肺部手术或腹部大手术史、造瘘术史、心肺共患病史的患者，此类患者应在接受专业的医疗评估后进行个体化运动。

三、基础用药

基础用药主要涉及消化、呼吸、循环、泌尿、内分泌、神经、运动七大系统疾病，需评估常用药物与控瘤药物间有无相互作用。老年肿瘤患者常常存在多药共用的情况，其基础用药的评估还要考虑不同种类药物之间的相互作用，评估方法详见CACA指南《老年保护》。

（一）循环系统用药

类别	代表药物	适应证	禁忌证	注意	与控瘤药物的相互作用
钙通道阻滞药	维拉帕米	抗心律失常、抗心绞痛	心源性休克、急性心梗者禁用	支气管哮喘或心衰患者	与有心毒性控瘤药物合用时注意监测心功能
	硝苯地平	心绞痛、高血压	妊娠20周内、心源性休克者禁用	低血压慎用	与有心毒性控瘤药物合用时注意心功能
慢性心功能不全药物	地高辛	急慢性心功能不全、室上速	室速、梗阻型肥厚型心肌病者禁用	治疗和中毒剂量相差较小，容易中毒慎用	与有心毒性控瘤药物合用时监测心功能

类别	代表药物	适应证	禁忌证	注意	与控瘤药物的相互作用
抗心律失常药	奎宁丁	阵发性心动过速、房颤	严重心肌损害、妊娠者禁用	监测血压和心率慎用	与有心毒性控瘤药物合用时监测心功能;与尼洛替尼合用可能增加 Q-T 间期延长
防治心绞痛药	硝酸甘油	心绞痛	低血压、梗阻型心肌病者禁用	用药后头胀、头跳痛、心率加快慎用	与有心毒性控瘤药物合用监测心功能
降血压药	贝那普利	高血压、充血性心衰	无	肾动脉狭窄、心衰者慎用	ACEI 类药物与雌莫司汀合用可能会导致超敏反应、血管性水肿;与心毒性控瘤药合用时监测心功能
降血压药	厄贝沙坦	原发性高血压	无	肾功损害和心出现高钾血症,慎用	与有心毒性控瘤药合用时监测心功能

类别	代表药物	适应证	禁忌证	注意	与控瘤药物的相互作用
抗凝血药	华法林	血栓疾病、心梗	妊娠、出血倾向禁用	使用期间测定凝血酶原时间，慎用	替吉奥、卡培他滨、他莫昔芬、氟他胺可增强上香豆素作用，导致凝血功能异常，与异环磷酰胺合用可增加出血风险
抗血小板药	阿司匹林	预防心脑血管疾病发作、人工心脏瓣膜手术后血栓形成	活动性溃疡、血小板减少者禁用	监测血小板	与致骨髓抑制控瘤药合用，会加重血小板减少，需监测血常规
	双嘧达莫	血栓疾病及缺血性心脏病	心梗致低血压禁用	妊娠、哺乳、肝肾功不全者慎用	氟达拉滨疗效会被双嘧达莫减弱，避免合用
抗血小板药	氯吡格雷	防治血小板聚集所致心脑及其他动脉循环障碍	过敏、溃疡、颅内出血者禁用	妊娠、哺乳、肝肾功不全者慎用	与致骨髓抑制控瘤药合用，会加重血小板减少，需监测血常规

（二）呼吸系统用药

类别	代表药物	适应证	禁忌证	注意	与控瘤药物的相互作用
祛痰药	溴己新	慢支、支扩、哮喘	过敏者禁用	胃炎、胃溃疡者慎用	与控瘤药物间的相互作用尚不明确
镇咳药	可待因	剧烈干咳、刺激干咳	有痰者禁用	长用会导致耐受性、成瘾性，慎用	与控瘤药物间的相互作用尚不明确
平喘药	氨茶碱	支气管哮喘、喘息性支气管炎	过敏、急性心梗者禁用	量大会发生谵妄、惊厥，慎用	与控瘤药物间的相互作用尚不明确

（三）消化系统用药

类别	代表药物	适应证	禁忌证	注意	与控瘤药物的相互作用
抗酸药与抑酸药	氢氧化铝	胃酸过多、胃十二指肠溃疡、消化道出血	无	长期便秘者需慎用	含氢氧化铝或氢氧化镁抗酸药，可致卡培他滨血药浓度小幅增加

类别	代表药物	适应证	禁忌证	注意	与控瘤药物的相互作用
抗酸药与抑酸药	西咪替丁	胃十二指肠溃疡、上消化道出血	妊娠、哺乳期禁用	肝肾功不全者慎用	西咪替丁加重卡莫司汀、洛莫司汀对白细胞和血小板的下降程度,合用监测血常规;降低达沙替尼暴露
	奥美拉唑	胃十二指肠溃疡、反流性食管炎	严重肝肾功不全者禁用	长期致维生素B_{12}缺乏	长用奥美拉唑可降低达沙替尼等TKI药物暴露
胃黏膜保护代表药物	胶体果胶铋	慢性胃炎、肠功能紊乱	妊娠、肾功不全者禁用	服药期间大便呈黑褐色	与控瘤药物间的相互作用尚不明确
	替普瑞酮	胃溃疡、急慢性胃炎	醛固酮增多、低钾血症者禁用	心肝肾功不全者慎用	与控瘤药物间的相互作用尚不明确
胃肠解痉药	曲美布汀	慢性胃炎、IBS引起的腹痛、腹胀	无	儿童、妊娠、哺乳期慎用	与控瘤药物间的相互作用尚不明确
	匹维溴铵	IBS腹痛、排便紊乱、肠道不适	儿童、妊娠期禁用	哺乳期慎用	与控瘤药物的间相互作用尚不明确
助消化药	胃蛋白酶	慢性胃炎、胃癌、胃蛋白酶缺乏	无	无	与控瘤药物间的相互作用尚不明确

类别	代表药物	适应证	禁忌证	注意	与控瘤药物的相互作用
促胃肠动力药	甲氧氯普胺	术后呕吐、消化不良、晕车、胃轻瘫	放化疗乳癌、胃肠出血、精神障碍锥体外系症状者禁用	哺乳期慎用	与控瘤药物间的相互作用尚不明确
	多潘立酮	胃食管反流、慢性胃炎引起的腹胀、恶心、呕吐	胃肠出血、嗜铬细胞瘤、乳腺癌、妊娠期禁用	哺乳期慎用	与控瘤药物间的相互作用尚不明确
促胃肠动力药	莫沙必利	慢性胃炎、功能性消化不良、胃食管反流引起的腹胀、恶心、呕吐	胃肠道出血者禁用	儿童、妊娠、哺乳期慎用	与控瘤药物间的相互作用尚不明确
止吐药	昂丹司琼	化放疗所致恶心、呕吐，防治术后恶心、呕吐	胃肠道梗阻、妊娠者禁用	哺乳期慎用	与控瘤药物间的相互作用尚不明确
泻药	硫酸镁	导泻、梗阻性黄疸、惊厥、子痫	肠道出血、急腹症妊娠者禁用	过量可致脱水	与控瘤药物间的相互作用尚不明确

类别	代表药物	适应证	禁忌证	注意	与控瘤药物的相互作用
泻药	聚乙二醇	成人便秘、术前肠道准备	IBD、肠梗阻未明确腹痛者禁用	妊娠、哺乳期慎用	与控瘤药物间的相互作用尚不明确
止泻药	洛哌丁胺	急性腹泻及各种原因慢性腹泻	2岁以下小儿禁用	妊娠、哺乳期慎用	与控瘤药物间的相互作用尚不明确
	蒙脱石散	急慢性腹泻、儿童急性腹泻	无	无	影响其他药物吸收,与口服控瘤药合用需隔1小时
微生态药物	双歧杆菌四联活菌	肠菌失调性腹泻、功能性消化不良	无	与其他抗菌药合用间隔1小时	与控瘤药物间的相互作用尚不明确
	地衣芽孢杆菌活菌	细菌与真菌性急慢性肠炎腹泻及各种原因肠菌失调的防治	无	与其他抗菌药合用间隔1小时	与控瘤药物间的相互作用尚不明确
	枯草杆菌活菌	急性腹泻、肠菌失调性腹泻	无	与其他抗菌药合用间隔1小时	与控瘤药物间的相互作用尚不明确

（四）泌尿系统用药

类别	代表药物	适应证	禁忌证	注意	与控瘤药物的相互作用
利尿药	呋塞米	各种水肿、高血压、高钾血症、高钙血症	过敏、低钾血症者禁用	妊娠、哺乳期慎用	与控瘤药物间的相互作用尚不明确
	氢氯噻嗪	各种水肿、高血压、高钾血症、尿崩症、肾结石	过敏、无尿者禁用	早晨服用，避免夜尿增多	托瑞米芬与噻嗪类利尿剂合用会减少钙排泄，增加高钙血症，联用时需监测血钙；骨转移患者用他莫昔芬初期，联用可降低肾脏钙排泄药，如噻嗪类，可能增加高钙血症风险
	托伐普坦	高容量性和正常容量低钠血症、心衰、肝硬化	急需快速升高血清浓度者、低容量性低钠血症者禁用	可能引起高血糖，糖尿病患者监测血糖	托伐普坦可能会增加甲氨甲蝶呤血药浓度，合用时需间隔1小时
前列腺增生	坦索罗辛	前列腺增生所致排尿障碍	过敏、肾功不全者禁用	直立性低血压、冠心病者慎用	与控瘤药物间的相互作用尚不明确
	非那雄胺	前列腺增生、前列腺肥大所致排尿障碍	过敏、妊娠者禁用	肝功不全者慎用	与控瘤药物间的相互作用尚不明确

（五）内分泌系统用药

类别	代表药物	适应证	禁忌证	注意	与控瘤药物的相互作用
肾上腺皮质激素	泼尼松	结缔组织病、SLE、严重支气管哮喘、皮肌炎、血管炎等过敏疾病，急性白血病、恶性淋巴瘤	妊娠期禁用	病毒性感染、肝功不全者慎用	与环磷酰胺合用会增加毒性；与门冬酰胺酶合用会增加高血糖风险，注意监测血糖水平
	甲泼尼龙	风湿性疾病、肌源性疾病、皮肤疾病、过敏状态、眼部疾病；免疫抑制治疗、休克、内分泌失调	妊娠期禁用、全身真菌感染禁用；禁止鞘内给药	病毒性感染、肝功不全者慎用，避光	与门冬酰胺酶合用会增加高血糖风险，注意监测血糖水平
	地塞米松	过敏性与自身免疫性疾病、结缔组织病、活动性风湿病、类风湿关节炎、红斑狼疮、严重支气管哮喘、严重皮炎、溃疡性结肠炎、急性白血病	妊娠期禁用，溃疡病、血栓性静脉炎、活动性肺结核、肠吻合手术后禁用	病毒性感染者慎用	降低厄洛替尼、伊马替尼、吉非替尼血药浓度，使用时监测疗效；地塞米松与来那度胺合用可增加血栓风险

类别	代表药物	适应证	禁忌证	注意	与控瘤药物的相互作用
胰岛素类降糖药	胰岛素	1型、2型糖尿病；重度营养不良；轻、重度2型糖尿病经口服降糖药控制不佳、糖尿病酮症酸中毒、妊娠糖尿病	低血糖、肝硬化、过敏者禁用	注射部位有皮肤发红、皮下结节、皮下脂肪萎缩等局部反应	与控瘤药物间的相互作用尚不明确
	门冬胰岛素	控制餐后血糖，也可与中效胰岛素合用控制晚间或晨起高血糖	低血糖、肝硬化、过敏者禁用	用药10分钟内须进食碳水化合物，否则会致低血糖	与控瘤药物间的相互作用尚不明确
口服降糖药	二甲双胍	单纯饮食控制及体育锻炼控制不佳2型糖尿病，特别是肥胖型2型糖尿病；与胰岛素合用可降低胰岛素用量	低血糖、糖尿病酮症酸中毒、肝肾功不全、过敏、妊娠、哺乳者禁用	既往有乳酸酸中毒史者慎用；发热、昏迷、感染和手术时，暂停本品，改为胰岛素	可加速氨鲁米特代谢，合用时需注意观察疗效；与硼替佐米，合用时注意监测血糖

类别	代表药物	适应证	禁忌证	注意	与控瘤药物的相互作用
口服降糖药	阿卡波糖	2型糖尿病，以及糖耐量减低者的餐后血糖	过敏、妊娠、哺乳、严重肾功不全者禁用	监测肝功	可加速氨鲁米特代谢，合用时需注意观察疗效
	西格列汀	单纯饮食控制及体育锻炼控制不佳2型糖尿病	过敏、1型糖尿病或糖尿病酮症酸中毒者禁用	肾功不全调整剂量并注意监测	可加速氨鲁米特代谢，合用时需注意观察疗效
甲状腺激素类药物	左甲状腺激素	甲状腺激素缺乏替代治疗	过敏者禁用	起效较慢，停药后作用仍存在数周	与控瘤药物间的相互作用尚不明确
抗甲状腺药物	甲巯咪唑	甲状腺功能亢进、甲状腺危象	过敏、严重肝功不全、粒细胞缺乏者禁用	用药期间监测甲状腺激素	与控瘤药物间的相互作用尚不明确

（六）神经系统用药

类别	代表药物	适应证	禁忌证	注意	与控瘤药物的相互作用
镇痛药	吗啡	镇痛；创伤、手术、烧伤、癌痛；心梗；心源性哮喘；麻醉前给药	颅内压增高、慢阻肺、支气管哮喘、肺心病、前列腺肥大、排尿困难、妊娠、哺乳，新生儿和婴儿禁用	原因不明疼痛者慎用	与控瘤药物间的相互作用尚不明确
	哌替啶	镇痛：创伤、手术、烧伤、癌痛；心源性哮喘；麻醉前给药、内脏绞痛（胆绞痛、肾绞痛需与阿托品合用）	颅内压增高、慢阻肺、支气管哮喘、肺心病、前列腺肥大、排尿困难者禁用	妊娠、哺乳，新生儿和婴儿慎用	与控瘤药物间的相互作用尚不明确
解热镇痛抗炎药	对乙酰氨基酚	感冒、发热、关节痛、神经性头痛、偏头痛、癌症疼痛、术后止痛	重度肝功不全、活动性溃疡者禁用	肾功不全者慎用，大量长用可引起造血系统及肝肾损害	与甲氨蝶呤合用可增加毒性；高剂量可能引起培美曲塞清除下降

类别	代表药物	适应证	禁忌证	注意	与控瘤药物的相互作用
泻药	聚乙二醇	成人便秘、术前肠道准备	IBD、肠梗阻未明确腹痛者禁用	妊娠、哺乳期慎用	与控瘤药物间的相互作用尚不明确
止泻药	洛哌丁胺	急性腹泻及各种原因慢性腹泻	2岁以下小儿禁用	妊娠、哺乳期慎用	与控瘤药物间的相互作用尚不明确
	蒙脱石散	急慢性腹泻、儿童急性腹泻	无	无	影响其他药物吸收,与口服控瘤药合用需隔1小时
微生态药物	双歧杆菌四联活菌	肠菌失调性腹泻、功能性消化不良	无	与其他抗菌药合用间隔1小时	与控瘤药物间的相互作用尚不明确
	地衣芽孢杆菌活菌	细菌与真菌性急慢性肠炎腹泻及各种原因肠菌失调的防治	无	与其他抗菌药合用间隔1小时	与控瘤药物间的相互作用尚不明确
	枯草杆菌活菌	急性腹泻、肠菌失调性腹泻	无	与其他抗菌药合用间隔1小时	与控瘤药物间的相互作用尚不明确

（四）泌尿系统用药

类别	代表药物	适应证	禁忌证	注意	与控瘤药物的相互作用
利尿药	呋塞米	各种水肿、高血压、高钾血症、高钙血症	过敏、低钾血症者禁用	妊娠、哺乳期慎用	与控瘤药物间的相互作用尚不明确
	氢氯噻嗪	各种水肿、高血压、高钾血症、肾结石	过敏、无尿者禁用	早晨服用，避免夜尿增多	托瑞米芬与噻嗪类利尿剂合用会减少钙排泄，增加高钙血症，联用时需监测血钙;骨转移患者用他莫昔芬初期，联用可降低肾脏钙排泄药，如噻嗪类，可能增加高钙血症风险
	托伐普坦	高容量性和正常容量低钠血症、心衰、肝硬化	急需快速升高血清浓度者、低容量性低钠血症者禁用	可能引起高血糖，糖尿病患者监测血糖	托伐普坦可能会增加甲氨甲蝶呤血药浓度，合用时需间隔1小时
前列腺增生	坦索罗辛	前列腺增生所致排尿障碍	过敏、肾功不全者禁用	直立性低血压、冠心病者慎用	与控瘤药物间的相互作用尚不明确
	非那雄胺	前列腺增生、前列腺肥大所致排尿障碍	过敏、妊娠者禁用	肝功不全者慎用	与控瘤药物间的相互作用尚不明确

类别	代表药物	适应证	禁忌证	注意	与控瘤药物的相互作用
解热镇痛抗炎药	布洛芬	具抗炎、镇痛、解热作用;风湿及类风湿关节炎	过敏、活动性消化溃疡、妊娠、哺乳者禁用	支气管哮喘、心肾功不全、高血压慎用	与甲氨蝶呤合用可能增加毒性;高剂量可能引起培美曲塞清除下降
	塞来昔布	急、慢性骨关节炎和类风湿性关节炎	对阿司匹林或磺胺过敏、妊娠者禁用	18岁以下及哺乳慎用	与甲氨蝶呤合用可能增加毒性;高剂量可能引起培美曲塞清除下降
抗痛风药	别嘌醇	适于慢性原发性或继发性痛风、痛风性肾病	过敏、严重肝肾功不全、妊娠、哺乳者禁用	服药期间多饮水,使尿液呈中性或碱性	别嘌醇可增加环磷酰胺对骨髓的毒性,适当调整抗痛风药剂量;羟基脲、长春新碱、门冬酰胺酶可提高血尿酸,和降尿酸药合用,须调整抗尿酸药剂量;别嘌醇可降低氟尿嘧啶所致骨髓抑制,必要时联用

中国肿瘤整合诊治技术指南（CACA）

类别	代表药物	适应证	禁忌证	注意	与控瘤药物的相互作用
抗痛风药	秋水仙碱	痛风性关节炎急性发作	骨髓增生低下、严重肝肾功不全、妊娠、哺乳者禁用	不宜作为长期预防痛风性关节炎发作的药物	羟基脲、长春新碱、门冬酰胺酶可提高血尿酸，与降尿酸药物合用，须调整抗尿酸药剂量
	非布司他	痛风患者高尿酸血症的长期治疗	过敏、妊娠、哺乳者禁用	使用初期可能会引起痛风发作	羟基脲、长春新碱、门冬酰胺酶可提高血尿酸，与降尿酸药物合用，须调整抗尿酸药剂量
抗癫痫药	苯妥英钠	复杂部分癫痫发作、单纯部分发作和癫痫持续状态；三叉神经痛、坐骨神经痛；室上性或室性心动过速	过敏、阿斯综合征、II和III度房室传导阻滞	久服不可骤停，肝肾功不全、妊娠、哺乳者慎用；监测血药浓度	替吉奥与苯妥英合用可发生苯妥英中毒(恶心、呕吐、眼球震颤和运动异常)，避免合用；卡培他滨、替加氟可增加苯妥英血药浓度和毒性症状，后者可使替尼泊苷、白消安清除率增加，使用时监测疗效

类别	代表药物	适应证	禁忌证	注意	与控瘤药物的相互作用
抗癫痫药	卡马西平	单纯和复杂性部分发作的首选药;三叉神经痛、坐骨神经痛;神经性尿崩症;预防和治疗躁狂;酒精戒断综合征	过敏、房室传导阻滞、骨髓抑制、严重肝功不全者禁用	青光眼、肾功不全、妊娠、哺乳者慎用	卡马西平可能会降低洛莫司汀、伊马替尼、厄洛替尼、吉非替尼疗效,使用时监测疗效
	丙戊酸钠	单纯和复杂失神发作、肌阵挛发作、全身强直阵挛发作	严重肝功能不全	妊娠、哺乳者慎用;监测血药浓度	与控瘤药物间的相互作用尚不明确
镇静催眠药	咪达唑仑	失眠症	过敏、妊娠、重症肌无力、精神分裂、严重抑郁	老年人及长期使用易出现呼吸抑制,心肝肾功不全者慎用	与卡莫氟合用可能拮抗,避免同时使用

类别	代表药物	适应证	禁忌证	注意	与控瘤药物的相互作用
镇静催眠药	右佐匹克隆	失眠症	过敏、妊娠、重症肌无力、重症睡眠呼吸暂停综合征	妊娠、哺乳、18岁以下者禁用	与卡莫氟合用可能拮抗，避免同时使用
抗帕金森药	左旋多巴	帕金森、肝性脑病	高血压、糖尿病、精神病、心律失常、妊娠、哺乳者禁用	支气管哮喘、肺气肿、严重心血管疾病者慎用	与控瘤药物间的相互作用尚不明确
抗精神病	奥氮平	精神分裂急性期及维持期	过敏、闭角型性青光眼、妊娠、哺乳者禁用	低血压、癫痫、肝肾功不全者慎用	与控瘤药物间的相互作用尚不明确
抗精神病	利培酮	急、慢性精神分裂和双向情感障碍	过敏、15岁以下、妊娠、哺乳者禁用	癫痫、心肝肾功不全者慎用	与控瘤药物间的相互作用尚不明确
抗焦虑	地西泮	焦虑症、失眠、癫痫、偏头痛	过敏、严重肝肾功不全、妊娠、哺乳者禁用	青光眼、重症肌无力	与卡莫氟合用可能拮抗，避免同时使用
抗焦虑	丁螺环酮	广泛焦虑	过敏、严重肝肾功不全、青光眼、重症肌无力、妊娠、哺乳者禁用	轻中度肝肾功能不全者慎用；使用期间不宜驾驶车辆、操作机械、高空作业	与卡莫氟合用可能拮抗，避免同时使用

类别	代表药物	适应证	禁忌证	注意	与控瘤药物的相互作用
抗抑郁	舍曲林	抑郁症、强迫症	过敏、严重肝肾功不全、妊娠、哺乳者禁用	癫痫、躁狂、青光眼患者慎用	与控瘤药物间的相互作用尚不明确
	帕罗西汀	抑郁症、惊恐障碍、社交恐怖、强迫症	过敏、18岁以下、妊娠、哺乳者禁用	癫痫、躁狂、青光眼患者慎用	与控瘤药物间的相互作用尚不明确

精神类的药物中部分是肝药酶诱导剂如苯妥英钠、苯巴比妥和卡马西平等，这些药物与其他药物合用时产生的相互作用较多。

（七）运动系统用药

类别	代表药物	适应证	禁忌证	注意	与控瘤药物的相互作用
骨质疏松用药	阿仑膦酸钠	骨质疏松	过敏、低钙血症、肾功不全者禁用	服药后半小时内避免坐、卧	与口服控瘤药合用需间隔1小时
	碳酸钙	预防和治疗钙缺乏	高钙血症、高钙尿症者禁用	心、肾功不全者慎用	与雌莫司汀合用可影响雌莫司汀吸收；替加氟/尿嘧啶避免与钙同服

类别	代表药物	适应证	禁忌证	注意	与控瘤药物的相互作用
骨质疏松用药	骨化三醇	骨质疏松、甲状旁腺功能低下、维生素D缺乏	过敏、维生素D中毒、高钙血症患者禁用	妊娠、哺乳期慎用	与控瘤药物间的相互作用尚不明确

第三章

心理评估

肿瘤患者中有30%~50%会出现心理问题。当患者在得知罹患癌症时，会出现否认、愤怒、担忧等心理变化。此外治疗亦会增加心理问题及疾病风险。比如：抑郁、焦虑、创伤后应激障碍、睡眠障碍、认知障碍等，这些问题甚至可能持续至诊疗后多年。产生这些负面情绪或出现精神心理疾病时常是患者接受治疗的重要时间节点，极可能造成治疗延误和疾病恢复时间延长、生活质量下降，部分患者甚至产生自杀意念或自杀行为而造成严重后果。

因此对肿瘤患者进行心理状况及相关疾病的筛查与评估，是减轻患者痛苦、提高其生活质量、增强治疗疗效的重要策略。肿瘤患者心理评估应贯穿疾病诊治与康复的始终，应及早发现精神心理问题和疾病，并及时进行干预或治疗。

一、心理痛苦筛查

心理痛苦（distress）是一种多因素所致不愉快体验，包括心理（认知、行为、情感）、社会、精神和身体等层面，可能影响患者有效应对肿瘤、躯体症状和治疗的能力。几乎所有患者在被确诊肿瘤后都体验过某种程度的心理痛苦。心理痛苦会致患者治疗依从性降低、生活质量下降，甚至降低患者生存率，同时也增加肿瘤治疗团队和医疗卫生系统负担。

（一）心理痛苦筛查

1. 症状特征

心理痛苦具有连续概念，可从常见情绪状态（如脆弱、悲伤和害怕），到可能使患者致残/失能的严重问题（如抑郁、焦虑、恐慌、社交孤立、存在和精神危机等）。心理痛苦的可能症状有：对未来的害怕和担忧，对疾病的担忧、因失去健康的悲伤、对生活失控的恼怒，睡眠失调，食欲差，注意力不集中，常常想到患病、死亡、治疗及其不良反应，社会角色困扰（如父亲、母亲）、精神/存在担忧、经济困扰等。这些症状可能出现在疾病任何阶段，甚至会持续到治疗结束后的很长一段时间。

2. 筛查工具

正确识别患者心理痛苦是恰当照护的基础，筛查工具有助于早期有效识别患者的心理痛苦，并尽早处理。推荐使用心理痛苦温度计和问题清单对心理痛苦进行筛查。常用筛查工具有：心理痛苦温度计（distress thermometer，DT）和心理痛苦问题列表。详见CACA指南

《心理治疗》。

3.筛查结果应用

心理痛苦水平为轻度（DT得分小于4分），由肿瘤科照护团队继续提供生理-心理-社会等全方位的照护，满足患者心理社会的照护需求。

心理痛苦水平为中、重度（DT得分大于或等于4分），进一步采用问题列表进行评估。根据患者问题的性质转诊至不同专科（如心理咨询师、精神科医生、社会工作者等）以获得进一步评估和治疗。

（二）筛查注意事项

1.筛查时机

心理痛苦应在患者患病的各个阶段和各种医患互动情境中进行识别、监测和记录，每次筛查均应明确心理痛苦的水平和性质。理想的状态下，心理痛苦筛查应在患者每次就诊时实施，或至少应在患者第一次就诊以及每隔一段时间进行。另外，当患者出现临床指征时，特别是患者疾病状态发生变化时（如疾病缓解、复发、进展，出现治疗相关并发症），应再次对患者进行心理痛苦筛查。

2.筛查人员

推荐通过健康教育使患者、家属和治疗团队知晓心理痛苦管理是整个医疗照护的一部分。心理痛苦的筛查和管理应根据临床实践指南由医务人员（如医生、护士、心理咨询师等）实施。开展教育和培训项目以确保所有的医务人员具备心理痛苦评估和管理的知识和技能。

二、焦虑

患者在得知罹患肿瘤及控瘤治疗过程中，出现的由紧张、焦急、忧虑、恐惧、困惑等感觉交织而成的一种复杂情绪反应称为肿瘤相关性焦虑（cancer-related anxiety，CRA）。CRA可出现在疾病任何阶段，甚至会持续到治疗结束后的很长一段时间。比如，当复查或预约随访时，对复发恐惧可致症状加重；当出现躯体症状时，不管跟肿瘤诊断时症状是否一样，其焦虑都可能会增加。

目前临床常用的焦虑评估方法多为基于量表使用的综合评估法。

（一）焦虑的筛查

推荐肿瘤患者常规进行焦虑症状筛查，尤其是当疾病进展、治疗发生变化或患者出现多种身体不适时，及时进行筛查和评估。

在过去2周内，下述情况经常发生。

1. 紧张和担忧

（1）对患的肿瘤感到忧虑吗？

（2）对其他的事情感到紧张或担心吗？

（3）您的担心是否难以控制？

2. 悲伤和沮丧

（1）对活动的兴趣或享受比平时少了？

（2）感到悲伤或沮丧？

3. 精神创伤

（1）存在关于肿瘤、治疗不佳或副作用的噩梦和想法？

（2）存在努力不去想与癌症相关的事件或影响，或想尽办法避免让你想起这些事件的情况？

若对以上任何问题做出肯定回答，需增加筛查情绪对生活质量的影响。

（1）是否因以上感觉或问题而难于正常参加日常活动或停止日常活动？

（2）有睡眠障碍吗（如入睡困难、睡眠质量不佳、睡眠过多）？

（3）是否存在难以集中注意力？

若以上问题均未出现，则下次随访时再次筛查；若对以上任何问题做出肯定回答，表示焦虑状态对生活质量造成影响，则须进一步进行焦虑筛查与诊断。

（二）焦虑的评估

焦虑评估推荐广泛性焦虑障碍量表（seven-item generalized anxiety disorder，GAD-7）和焦虑自评量表（self-rating anxiety scale，SAS）。GAD-7以最近2周内感受对问题进行评分。倾向焦虑障碍患者进行单一情绪的个体强化筛查，明确焦虑强度。SAS用于评估有焦虑症状患者的主观情绪，但测试对象文化程度低或智力低下者不适用。

焦虑影响因素的评估主要包括临床诊治因素、精神/情感因素、社会/外部因素。需对患者完善相关检查，排除病理情况后进行非药物性干预治疗。对于有狂躁、精神病、广泛性精神病史，或存在中-高度的安全风险的患者考虑转诊精神病科进行评估和治疗（详见CACA指南《心理治疗》）。

三、抑郁

抑郁是肿瘤患者劣性应激状态中重要的一系列心理

健康问题，特征是缺乏主观积极性、对日常事务和经历失去兴趣，情绪低落，以及一系列相关情绪、认知、身体和行为症状。严重程度主要由3个要素组成：症状出现的频率和强度、疾病持续时间、对个人和社会功能的影响。肿瘤患者由于疾病的特殊性，常在诊断及治疗过程中易暴露于不良心理因素，出现抑郁状态的概率增大。

（一）风险评估

对任何可能患抑郁症的肿瘤患者（尤其是有抑郁症病史或慢性疾病且伴有相关功能损害者），都应考虑询问：在过去一个月内，是否经常感到沮丧或绝望？在过去一个月内，是否经常因缺乏兴趣或乐趣而烦恼？如患者对任何一个抑郁症识别问题回答"是"，就应当进入系统评估流程。

（二）基于评估的分型与治疗

基于评估的治疗（measurement-based care，MBC）是一种已在一系列精神障碍管理中展现优势的治疗模式，主要包括以下几种。

（1）定期使用经过效度验证的他评或自评量表。

（2）医生及患者共同回顾量表评分。

（3）基于量表评分指导共同决策。

MBC可为抗抑郁治疗带来诸多益处，按照最新的NICE指南，抑郁症分为较轻型及较重型。较轻型抑郁症包括阈下和轻度抑郁症，较重型抑郁症包括中度和重度抑郁症。推荐使用PHQ-9量表作为严重程度评估指标：低于16分定义为轻型抑郁症，大于或等于16分以上定义为重型抑郁症，应根据具体评分进行相应心理咨询（详见CACA指南《心理治疗》）。

排除继发于其他原因（如甲状腺功能减退、维生素B_{12}缺乏、梅毒、疼痛、慢性病）的抑郁症。

四、认知障碍

研究发现，30%~40%肿瘤患者接受化疗前即有肿瘤相关认知障碍的临床表现，认知障碍可出现在肿瘤病程各阶段，严重影响患者生活质量和功能独立性，给家庭和社会带来沉重负担。75%患者在治疗过程中出现认知功能下降，60%患者在治疗后出现，提示肿瘤自身及其特异治疗均可影响患者认知功能。

（一）认知障碍初步筛查

1.当出现下列四种情形之一时，警惕可能出现肿瘤相关认知障碍（CRCI）

（1）短期记忆障碍：自诉或被观察到有健忘的现象。

（2）注意力缺乏：注意力无法集中的一种表现。

（3）执行功能下降：日常生活、工作和学习能力出现下降或障碍。

（4）日常处理速度下降：处理日常生活、工作和学习事件时呈现的灵活性。

2.结果应用

初筛阴性，结束此次测评。

初筛阳性，提示可疑肿瘤相关认知障碍，宜采用简易精神状况检查量表（MMSE）及蒙特利尔认知评估量表（MoCA）双量表测评以进一步评价。

（二）认知功能测试评估工具及标准

1.简易精神状况检查量表（MMSE）（表13）

适用范围：用以评价认知功能障碍有无及其程度。

评价标准：最高分30分，大于或等于27分为正常，小于27分为认知功能障碍；其中大于或等于21分为轻度认知功能障碍，10~20分为中度，小于或等于9分为重度。

评估方法：由有经验的评估师进行引导和打分，具体评分标准见MMSE量表。

表13 简易精神状况检查量表（MMSE）

姓名		性别		年龄		床号		病历号	
评定医生		发病日期			评定日期		文化程度		
临床诊断									

1. 现在是哪一年			1	0
2. 现在是什么季节			1	0
3. 现在是几月			1	0
4. 今天是几号			1	0
5. 今天是星期几			1	0
6. 咱们现在是在哪个国家			1	0
7. 咱们现在是在哪个城市			1	0
8. 咱们现在是在哪个城区			1	0
9. 这里是哪家医院			1	0
10. 这里是第几层楼			1	0
11. 我告诉你三种东西，我说完后请你重复一遍这三种东西是什么 树 钟表 汽车。请你记住，过一会儿还要让你回忆出它们的名字。	3	2	1	0
12. 请你算一算 100−7=			1	0
93−7=			1	0
86−7=			1	0
79−7=			1	0
72−7=			1	0
13. 现在请你说出刚才让你记住的那三样东西	3	2	1	0
14. （出示手表）这个东西叫什么			1	0
15. （出示铅笔）这个东西叫什么			1	0
16. 请你跟着我说"四十四只石狮子"			1	0
17. 我给你一张纸请按我说的去做，现在开始："用右手拿着这张纸，用两只手将它对折起来，放在你的左腿上"。	3	2	1	0
18. 请你念一念这句话，并按上面的意思去做			1	0
19. 请你写一个完整的句子			1	0
20. （出示图案）请您照这个样子把它画下来。			1	0

请闭上你的眼睛

得分：_____

2.蒙特利尔认知评估量表（MoCA）

适用范围：早期及轻度认知障碍；执行力受损较严

重者早期识别。

评价标准：最高分30分，大于或等于26分为正常，22分左右为轻度认知功能下降；16分左右为痴呆患者。如果受教育年限小于或等于12年则加1分。

评估方法：由具备MoCA评估资质的专业评估师进行引导和打分。

（三）评估结果应用

（1）简易精神状况检查量表（MMSE）及蒙特利尔认知评估量表（MoCA）双量表评估无风险，结束评估。

（2）简易精神状况检查量表（MMSE）及蒙特利尔认知评估量表（MoCA）双量表评估有风险，判断认知功能损伤的程度及损伤的亚领域，给予针对性的专业干预措施。

（四）认知障碍风险评估等级划分标准

（1）无风险：初筛评估无风险。

（2）低风险：初筛有风险，经MMSE量表测评无风险，但MoCA量表测评有风险且为轻度认知功能下降者。

（3）中风险：初筛有风险，经MMSE量表测评无风险或为轻度认知功能障碍者，经MoCA量表测评为轻度认知功能下降或接近痴呆者。

（4）高风险：初筛有风险，经MMSE量表测评为中重度或 MoCA 量表测评为痴呆者（详见 CACA 指南《心理治疗》）。

五、睡眠障碍

睡眠障碍是指以频繁而持续的入睡困难、睡眠维持困难、睡眠效率下降、睡眠结构异常等为主要特点并导致日间疲乏、睡眠感不满意的一组疾病或症状。肿瘤相关性睡眠障碍是肿瘤患者最常见且持续最长的症状之一，主要由肿瘤本身（疼痛、功能障碍等）、相关治疗及心理因素等导致。在恶性肿瘤患者中，发生率达 30%~93.5%，是普通人群（9%~33%）的 3 倍。肿瘤相关睡眠障碍常被看作肿瘤诊治过程中微不足道的反应，常被患者及医生忽视。实际上，肿瘤相关睡眠障碍严重影响肿瘤患者生活质量，甚至会导致控瘤治疗中断，缩短患者生存时间，应鼓励积极评估积极干预。

（一）睡眠障碍初步筛查

1. 肿瘤患者在治疗任意阶段出现下列情形之一，提示很可能出现睡眠障碍

入睡困难：指睡眠时间，连续卧床超过 30 分钟仍不能入睡。

睡眠维持困难：指无入睡障碍，但夜间不断醒来，

醒后无法轻易再入睡。

睡眠质量欠佳或时间不足：自我评价睡眠不满足或时间不充足。

日间功能障碍：指日间因疲乏、困倦感而影响生活及工作能力，伴或不伴入睡困难、维持困难。

2. 评估结果应用

初筛阴性，结束此次测评。

初筛阳性，提示很可能合并睡眠障碍，宜采用失眠严重程度指数（insomnia severity index，ISI）、阿森斯失眠量表（athens insomnia scale，AIS）、匹兹堡睡眠质量指数（pittsburgh sleep quality index，PSQI）量表分别测评以进一步进行专科评价。

（二）睡眠障碍风险等级划分标准

（1）无风险：初筛评估无风险。

（2）低风险：经 ISI 量表及 AIS 量表测评证实存在失眠，且为轻度睡眠障碍。

（3）中风险：经 ISI 量表测评为中重度或 AIS 量表大于 6 分的失眠。

（4）高风险：经量表测评为严重失眠或伴有严重日间功能障碍或因睡眠问题导致情绪焦虑、抑郁者（详见

CACA指南《心理治疗》）。

六、心理创伤

恶性肿瘤的诊断和治疗是一种潜在压力源，会致患者心理恐惧，包括焦虑、抑郁等创伤后应激症状，重者会致创伤后应激障碍（post-traumatic stress disorder，PTSD）。

（一）肿瘤PTSD概念

PTSD常指由于受到异乎寻常的威胁性、灾难性心理创伤，导致延迟出现的长期持续的精神障碍，临床以创伤记忆侵入、创伤相关刺激回避、负性认知与情绪改变、持续性警觉增强4个核心症状群表现为主，可同时伴人格解体、现实解体等症状。肿瘤患者的诊疗及治疗过程中伴随的身体功能失调、外形改变、社会角色功能变化等，作为不可回避的应激源持续刺激肿瘤患者。对比单一应激源刺激，多元应激刺激下肿瘤患者更易患PTSD。相关流行病学研究表明与癌症相关的PTSD发病率呈上升趋势，虽在肿瘤患者中PTSD患病率较低，但肿瘤患者普遍存在PTSD核心症状，大多临床病人表现为焦虑抑郁、睡眠障碍等。

（二）PTSD初筛和评估

PTSD具有明确的国际通用诊断标准，需精神专科医生进行专科诊断，推荐使用自陈式量表PTSD检查表普通版（the post traumatic stress check list civilian，PCLC）进行初筛评估。评估结果大于或等于38分者，转精神专科确诊和治疗。

　　总之，重视癌症患者的心理评估和治疗，努力减轻患者心理压力，排除心理障碍，不仅有利于肿瘤病人的治疗和康复，还有利于肿瘤的消退。针对不同的肿瘤病人心理特点，制定合理的、科学的心理护理方案，以及进行必要的生活指导，充分调动其自身内在的积极因素，是肿瘤心理护理的重要内容。

第四章

家庭和社会支持评估

恶性肿瘤以不同方式影响着患者及其家人生活。肿瘤诊断改变患者的生活方式、日常活动、工作、人际关系和家庭角色，给患者造成很大心理压力，特别是焦虑和/或抑郁。在处理肿瘤带来的危急情况时，家庭社会支持非常重要。狭义的社会支持指社会关系中重要成员提供的支持及帮助，包括工具、信息及情感，广义的社会支持还包含客观社会支持，如收入、环境、医疗资源等。

家庭社会支持系统为肿瘤患者提供认知（信息、建议和知识）、情感（安全感、爱和舒适感）和物质服务（解决实际问题）来提高肿瘤患者应对能力和改善肿瘤患者的生活质量。同时，直接或间接影响肿瘤患者治疗疗效和预后。因此，临床在进行肿瘤诊断相关评估的同时，也应重视肿瘤患者家庭和社会支持评估。

一、个体需求评估

家庭和社会支持对肿瘤患者有积极作用，但有些个体喜欢独自应对挑战而无须他人帮助，仅在最坏情况下才会寻求外部帮助。另一些个体对家庭和社会支持有更强烈的依赖和需求。因此，评估个体需求是评估家庭和社会支持的第一步。对那些有适合外部支持却仍拒绝外部帮助的患者，必须尊重他们的意愿，因为他们有权拒绝。但是，应该继续保持对他们的评估，并始终保留提供外部支持的机会。

二、家庭支持评估

与其他慢病一样，治疗肿瘤是家庭事务。当家庭成员生病时，患者及其家人都会受到影响。受传统儒家思想影响，家属常认为自己对患肿瘤的家人负有重大责任，应该成为患者的主要照顾者，也应是帮助患者应对疾病的最重要资源。肿瘤的诊断还常与社会污名及肿瘤是致命疾病的信念有关。因此，一些肿瘤患者为了避免与他人谈论其疾病而回避人际交往，故家庭支持对他们更加重要。

（一）评估意义

肿瘤诊断给患者和家庭带来的压力巨大，患者和家属都需调整自己来适应疾病和疾病的治疗过程。良好的家庭支持可很大程度改善患者的生活质量和健康结果。因此，对家庭支持的评估应是社会评估最重要的部分。

（二）评估方式

1. 问询

患者的人口统计学和疾病相关特征，以及家庭成员的人口统计学特征。包括患者年龄、性别、肿瘤原发部位和分期，家庭成员年龄、文化程度、是否有宗教信仰，家庭人均月收入、结构类型、所在地，主要照顾者对病情的态度等。

2. 量表

家庭危机个人评价量表（family crisis oriented personal evaluation scales，F-COPES）：F-COPES将家庭作为一个有机整体进行评估，旨在确定家庭面对危急情况时使用的解决问题的行为策略。F-COPES主要关注家庭调整和适应韧性模型在两个层面的互动：①个体与家庭系统，也就是家庭内部处理其成员间的困难和问题方式；②家庭对社会影响，也就是家庭对外处理超出家庭范畴但影响家庭及其成员问题或要求的方式。能在两个互动层面集中更多应对行为的家庭将更能成功地适应压力。

F-COPES中文版包括27个条目6个维度，采用Likert 5级评分法，每一条目有5个应对选项，"非常不同意"计1分，"中度不同意"计2分，"中立"计3分，"中度同意"计4分，"非常同意"计5分，总分为所有条目的得分之和，得分越高说明家庭的解决问题能力与应对水平越高。

三、家庭照顾者评估

罹患肿瘤是需要家庭照顾的主要原因之一。家庭照顾者常要为肿瘤患者提供数月至数年照顾，涉及身体、社交、情感或经济等方面，并要协助日常生活活动、参加和协调医院预约和管理、提供家庭医疗护理及协助决策，患者病情越到晚期，照顾任务越复杂、越繁重。许多家庭照顾者需减少工作时长甚至放弃工作，对家庭照顾者造成包括重返工作岗位挑战和退休储蓄损失等长期影响。

（一）评估意义

患者和家庭照顾者的绝望或乐观程度相互关联，是彼此心理健康的重要预测因素。肿瘤患者照顾任务对照顾者的身体和心理会造成许多负面影响，照顾者常存在睡眠障碍、体重减轻和疲劳感，更深远的影响是心理问题。特别是晚期恶性肿瘤患者的照顾者，其严重抑郁和广泛性焦虑症的发病率更高。以至于将肿瘤患者亲密的家庭成员视为"间接患者"。

家庭成员可提供"缓冲"来保护和支持患者，但这种支持与患者回报是不对等的，因为患者回报能力可能减弱。因此，家庭照顾者可能会发现，他们是这种情感支持关系的主要责任人。如出现对这些关系的不满将加剧或导致家庭不和谐，这种不满关系常会使患者高估他们给照顾者带来的负担，而照顾者也可能高估患者的痛苦。降低照顾者负担的努力也会加剧患者痛苦，患者会认为自己是一种负担，这有可能导致患者抑郁。此时，常需住院以减轻照顾者的负担和压力。

家庭照顾者在肿瘤患者医疗保健劳动力中占很大比例，他们通常面临许多不良风险。焦虑和抑郁最为普遍，还常因经济压力、社会支持不足、患者病情恶化和照顾者本身地位下降而加剧。因此在进行患者评估时，应注意家庭照顾者的全面评估。

（二）评估方式

1. 问询

家庭成员基本资料、家庭类型和结构、家庭成员的角色作用、家庭经济状况、家庭压力等。还应确认照顾者是否与患者同住或将与患者同住，是否有其他需要抚养的人，以及是否有其他人也会提供帮助。评估家庭照顾者提供护理的能力和意愿也至关重要。

2. 量表

照顾者支持需求评估工具（carer support needs assessment tool，CSNAT）是使照顾者（承担无偿支持角色的家庭成员/朋友）能够识别、表达和优先考虑需要更多支持的方面。然后用以需求为导向的对话来探讨照顾者的个人需求，从而提供量身定制的支持。CSNAT量表中文版总分为0—42分，总分越高，说明个体支持需求越高。

四、经济毒性评估

肿瘤治疗不仅费用高，还常影响到患者或照顾者的就业和收入，对患者、照顾者和家庭造成影响。控瘤药物和治疗技术进步虽然提高了肿瘤患者生存率，但也进一步增加了患者的经济负担，又称为经济毒性。经济毒性可增加肿瘤患者的抑郁和焦虑程度，降低患者生活质量，甚至降低其生存率。

（一）评估内容和意义

经济毒性包括肿瘤患者因治疗而承受的物质经济负担和心理经济负担。物质经济毒性包括医疗费用与非医疗费用。医疗费用主要是与诊断和治疗相关的自付费用，也可包括收入损失。医疗费用有些是可变的（医疗保险或商业保险的自付部分），有些是不太可变的（如保险费）。非医疗费用包括看病的交通费或帮助做家务的费用。就业改变也是非常重要的压力因素。所有这一切都是物质和心理经济负担的压力源。心理经济负担是负面情绪和认知的组合，是对预期未来物质经济负担及其原因产生焦虑所致。可变费用由于不确定性，更易引起财务担忧。

肿瘤患者患病前的社会经济地位和健康状况等因素可调节经济负担与导致经济负担原因间的关系。社会经济地位包括收入和财富两个方面。收入是指个体定期工资，在诊断肿瘤后，患者和家庭成员都可能发生收入改变。财富是指已到手资本，对经济负担起保护作用。患者患病前的健康状况（如存在慢性肾功能衰竭）也可能会增加经济负担风险。

财务应对行为是为维持医疗保健基本需求而采取的具体行动，包括制订医疗支付计划，放弃高自付比率治疗，增加工作时间或从事另一份工作，申请援助和搬到更便宜住房。良好应对行为可使患者避免经历财务后果（无法支付医疗费用）和减低患者心理经济负担。

（二）评估方式

1. 问询

患者基本资料、就业情况/家庭收入情况、医疗服务使用情况（医疗保险或商业保险）、费用意愿和心理压力情况。

医疗费用与收入比率是一种简单粗略的评估经济负担的方法，医疗费用占收入的比率超过10%或20%，表明经济负担很高。但费用/收入比未考虑到收入和医疗费用间的非线性关系。例如，最低收入患者，10%费用/收入比可能比同样费用/收入比的高收入患者承担更高的经济负担。

2. 量表

经济毒性的综合评分量表（comprehensive score for financial toxicity，COST）有11个条目。采用评分量表，0—4，0代表"没有"，4代表"非常多"。其中条目2、3、4、5、8、9和10反向计分。分数越低，代表经济负担越严重。

五、社会支持系统评估

社会支持包括社会功能和社会关系。通常分为感知支持和实际接受的支持。前者是指在需要时可预期的帮助，后者是在特定时间内提供的帮助。前者常为前瞻性，后者则为回顾性。社会支持通过一个互动过程进行，与利他主义、义务感和互惠感有关。

（一）评估意义

社会支持分为情感支持（向身处困境者给予情感安慰）、物质支持（物资、金钱服务和其他形式的亲社会性行为）、信息支持（有助于解决问题的建议或指导），以及陪伴支持（包括满足自尊需要的支持或利于提高个体自我价值感的言语或行为支持）。支持可来源于家人、朋友、合作伙伴、医务工作者和其他患者。政府、基金会、家庭、保险公司、捐赠者和其他人员可提供物质支持。由于疾病和治疗特点，肿瘤患者常需更多、更高水平的支持。因此，评估肿瘤患者需求，根据肿瘤患者需求提供尽可能多的社会支持也是肿瘤整体评估中非常重要的组成部分。研究表明感知支持对心理健康的影响更大。本指南的社会支持是以信息、安慰、关怀或物质援助形式的感知支持。

（二）量表评估

社会支持评定量表（social support rating scale，SSRS）参考国外相关量表并结合我国人群特有的文化和国情而修订，共包含三个维度：客观支持（患者所接受到的实际支持）、主观支持（患者所能体验到的或情感上的支持）、对支持的利用度（个体对各种社会支持的主动利用）。SSRS评分越高，说明可能获得的社会支持越高。评分低于20分，可能获得的社会支持不足。

六、家庭社会支持评估结果的干预

通过对从患者到家庭再到社会支持网络评估结果分析，精准把握患者不同层面需求。并从个人层面、家庭层面、社会层面、政府层面，发挥各自的属性功能，协助患者建立更多的支持网络。

第五章

肿瘤生物学特征评估

肿瘤本身的生物学特征是制定控瘤决策的核心依据，对肿瘤的性质、分期、转移部位和分子生物学特点的准确评估，利于判断预后和确定治疗目标，以上也可称为诊断性评估，即定性、定位和定量诊断，最终整合所有评估结果，提出控瘤和/或支持治疗方案。

一、肿瘤分期

目前使用最为广泛的TMN分期系统由美国癌症联合委员会（AJCC）和国际癌症控制联盟（UICC）共同开发。基于以下四个主要因素对肿瘤分期进行评估：原发肿瘤的解剖位置，并结合肿瘤大小和范围（T）、淋巴结受累（是否已扩散至附近淋巴结）（N）和有无远处转移（M）进行评估。TMN分期为生存预测、初始治疗的选择、临床试验中患者的分层、医疗保健提供者间的准确沟通和肿瘤管理的最终结果的统一报告提供了基础。TNM分期系统采用数字分级的方式表示肿瘤的侵及范围，分别采用：T代表原发肿瘤，N代表区域淋巴结，M代表远处转移。然后使用0—4等不同数字，根据肿瘤局部大小、淋巴结转移情况及远处转移程度，分别对T、N、M进行分层，数字越大，代表疾病进展越严重。

实际上，每个部位肿瘤都对应两个TNM分期：临床分期和病理分期。

临床分期（cTNM）：依据首次治疗前所获资料（体检、影像学检查、内窥镜检查、组织活检及手术探查）并在治疗前明确，用于初步指导治疗方案，且不应根据随后所得资料改动，一旦决定不再对患者进行治疗，临床分期也随之终止。

病理分期（pTNM）：根据临床分期确定，并根据手术分期和病理检查结果加以补充修订。

TNM分期基本目的是分类新诊断患者，也可用来评估新辅助治疗后或系统性全身治疗（化疗、靶向或免疫治疗）后肿瘤病灶范围，用yTNM或ypTNM表示。如果肿瘤在治疗后复发，复发或再治疗分期用rTNM或rpTNM表示，初始诊断的分期应保持不变。

二、肿瘤分子特征

肿瘤分子特征与肿瘤预后及疗效预测关系愈来愈紧密。也逐步从单一分子特征影响预后的模式，逐步向多因素模式发展。不仅如此，某些肿瘤分子特征在特定肿瘤中既可是预后因素，也可是疗效预测因子。不同肿瘤分子分型如表14所示。

表14　常见肿瘤分子分型

肿瘤类型	分子分型
乳腺癌	Luminal A/B型、HER2过表达型、三阴性
卵巢癌	分化样亚型、免疫样亚型、增殖样亚型、间充质样亚型
非小细胞肺癌	驱动基因阳性(EGFR、ALK、ROS1、RET、HER2、KRAS、BRAF、NRTK、MET) 驱动基因阴性(PD-L1 TPS表达)
胃癌	EB病毒感染型(EBV)、微卫星不稳定型(MSI)、基因组稳定型(genomically stable, GS)和染色体不稳定型(chromosomal instability, CIN)
结直肠癌	CMS1-MSI免疫型、CMS2-经典型、CMS3-代谢型、CMS4-间质型
胃肠道间质瘤	CD117阳性
脑胶质瘤	IDH突变、IDH野生型、IDH突变联合1p19q缺失,此外还包括ATRX、TP53、TERT突变及MGMT甲基化

肿瘤异质性是肿瘤分子分型的基础，也是肿瘤在不同压力下克隆进化的结果。肿瘤分子分型目的是通过二代基因测序、蛋白质组等组学技术，对肿瘤进行分子谱的系统描绘，并根据分子特征谱，进行肿瘤精准分类及精准诊疗研究。

多基因预后评估模型：随着对乳腺癌分子生物学特性的深入研究，乳腺癌预后风险评估模型已成为临床研究热点。国外指南推荐将多基因表达谱测定作为部分激素受体阳性、HER-2阴性患者选择辅助化疗的重要依据。常见多基因预后评估包括MammaPrint®（70基因）和Oncotype DX® 21基因复发风险评估。TAILORx研究显示T1~2N0M0，ER阳性、HER-2阴性乳腺癌患者进行21基因表达测定时，约70%的患者RS评分为11~25分，这部分患者可免除化疗。MINDACT研究显示对临床高危部分患者，70基因检测结果也可筛选部分患者避免化疗。虽然Oncotype DX®目前在淋巴结阴性人群中使用率很高，但对中危RS队列以及淋巴结阳性患者使用仍有待确定，前瞻性TAILORx和RxPONDER试验结果将有助于回答上述问题。对ER/PR阳性、淋巴结阳性乳腺癌患者，ASCO指南对使用Oncotype DX试验持谨慎态度。ASCO和NCCN指南都表明21基因RS不应用于指导HER2阳性乳腺癌或三阴性乳腺癌的治疗决策。

三、肿瘤预后

肿瘤预后是指基于疾病发病程度，结合临床表现、血液检验、影像学检查结果、病因、病理（必要的基因检测分析）、病情规律、患者身体状况及治疗情况，对疾病后期发展和结果（包括近期疗效、远期疗效、转归或者进展程度）进行评估。影响预后的相关因素主要包括发病机制、肿瘤类型、肿瘤分期，以及临床症状、体征、遗传因素、个体差异、年龄、性别、基础疾病、并发症等，患者免疫状态和精神状态也可能会影响到肿瘤预后。对大多数类型肿瘤，肿瘤负荷和远处转移（临床特征）被认为是最可靠生存预测因素及所使用的治疗类型和强度的决定因素。随着肿瘤研究的不断深入，肿瘤诸多分子特征也逐渐被揭示，部分肿瘤的分子特征还被用于评估肿瘤预后及疗效预测。

四、治疗目标

不同分期肿瘤治疗目标不同。肿瘤治疗目标主要包括治愈、延长生存期和控症治疗。

1. 治愈

多种早中期肿瘤如肺癌、乳腺癌、肝癌等可通过手术切除辅以术后辅助性放化疗、内分泌治疗等整合治疗达到治愈目标。如早期肺癌术后5年生存率可达85%以上，早期乳腺癌术后5年生存率高达99%。局限期小细胞肺癌、恶性淋巴瘤等也可通过放化疗达到治愈目标，如I期小细胞肺癌根治性放疗后5年生存率可达30%以上。

2.带瘤生存

对晚期或部分复发性肿瘤，已失去治愈机会，治疗目标主要是带瘤生存。常用化疗、放疗、分子靶向治疗、免疫治疗、内分泌治疗等整合治疗措施，通过控制肿瘤细胞生长，达到延缓疾病进展、延长生存期的目标。如免疫治疗联合化疗使广泛期小细胞肺癌和晚期食管癌患者的中位总生存期首次超过1年，免疫联合抗血管治疗使晚期肝癌中位总生存期第一次取得了具有统计学意义的延长。

3.控症治疗

大多数肿瘤患者，尤其是中晚期肿瘤患者常伴不同临床症状，严重降低了其生活质量。姑息治疗的概念是相对于"治愈"而言的，不仅包括对肿瘤患者症状和并发症的管理（如恶心呕吐、疼痛、营养不良、肠梗阻和骨转移等），也包括姑息性手术、姑息性放疗、化疗、分子靶向治疗和免疫治疗等。姑息治疗目标是减轻症状，缓解痛苦，提高生活质量，让患者活得长、活得好。

五、治疗获益

治疗获益主要通过以下几个指标进行评估：生存

期、客观肿瘤大小或肿瘤标志物变化（如肝癌患者甲胎蛋白变化）及患者主观症状改变。

1. 生存期

生存时间是评价肿瘤治疗是否获益及获益程度的最重要指标。总生存时间是指从使用某一治疗方案开始至因任何原因导致死亡的时间，可用于评价所有患者总体生存获益；无进展生存期是指从使用某一治疗方案开始至疾病进展的时间，主要用于转移性和不可切除疾病的评价；无病生存期是指在接受某种根治性治疗（如手术或放射治疗）并达到完全缓解至疾病复发的时间，常用于辅助治疗的评价。

2.客观的肿瘤大小或肿瘤标志物的变化

在有效治疗早期常会发生肿瘤缩小或肿瘤标志物下降，肿瘤消退情况常用于早期疗效评估。肿瘤消退可通过肿瘤大小或其产物的变化来评价。

（1）客观肿瘤的大小：常用《实体瘤疗效评价标准》（RECIST 1.1）来评估客观肿瘤变化情况。肿瘤免疫治疗疗效评价标准采用 iRECIST。两者在肿瘤疗效评价原则及病灶测量方法上变化不大。iRECIST 的主要变化在于界定了肿瘤免疫治疗的延迟效应，即按 RECIST1.1

标准已评定为进展的患者，在继续接受免疫治疗后出现疾病的控制。

（2）肿瘤标志物：对部分肿瘤，很难记录或无法记录肿瘤大小变化，可通过测定标志物（激素、抗原和抗体等）来评价肿瘤治疗获益情况。例如：前列腺癌患者的前列腺特异性抗原（prostate-specific antigen，PSA）、卵巢癌患者的CA125、多发性骨髓瘤患者的异常免疫球蛋白（M蛋白）、妊娠滋养细胞肿瘤和睾丸肿瘤患者的β-hCG水平都能很好地反映肿瘤的客观变化。

3. 主观症状

患者主观症状的改善和生活质量的提高能直接体现有效治疗带来的益处，有时比客观指标改善更重要。

第六章

遗传风险和生育力保护

肿瘤作为多基因交互影响、多环境因素协同作用引起的复杂性疾病，随着基因检测技术的发展，遗传咨询和风险评估受到越来越多的关注。肿瘤的遗传咨询是风险评估、沟通的过程，通过收集分析求询者个人史和家族史，评定个体或家庭成员携带肿瘤易感基因的概率，辅以基因检测技术，筛查出携带肿瘤易感基因的人群。针对已罹患肿瘤患者开展肿瘤基因与遗传健康教育，为家族中的一级和二级亲属提供专业的肿瘤遗传咨询和风险评估；针对未罹患肿瘤者，结合其生活习惯、所处环境等一般情况，制定个体化体检、保健方案，以达早期干预、降低肿瘤风险的目的。国内肿瘤高发，但民众普遍对肿瘤的发生、发展及预防筛查缺乏正确认识，肿瘤遗传咨询将是解决这类问题的有效方法之一。

另一方面，随着生育年龄的普遍推迟和肿瘤发病年龄的年轻化，生育力保护已成为制定肿瘤治疗决策时经常需要面临的问题。任何一种根治性治疗都不可避免地会带来生育力破坏或丧失。现代诊疗手段进步、辅助生殖技术应用使得恶性肿瘤患者生育力保护成为可能。肿瘤医生需更加重视保留功能治疗，尤为关注保留年轻恶性肿瘤患者的生殖功能。从肿瘤生殖学出发，需结合患者年龄及患者对生育的要求进行全面评估。肿瘤生育力保护的目的是生育，只有获得良好的生育结局，才是成功的生育力保护手段。生育力保护治疗的前提是安全，良好肿瘤结局是生育力保护治疗的底线。保留生育功能治疗的决策必须兼顾肿瘤结局与生育结局，权衡风险与获益，坚持规范化和个体化相结合，在确保良好肿瘤结局的同时，获得良好生育结局。

一、遗传风险评估

环境与遗传共同影响肿瘤的发生、发展。虽然遗传性肿瘤仅占5%~10%，但变异的肿瘤易感基因会改变其易感性，极大提升个体患癌风险。

（一）遗传性乳腺癌和卵巢癌

遗传性乳腺癌和卵巢癌的特定模式已被发现与BRCA 1/2基因的致病性或可能致病性变异有关。

致病性BRCA 1变异携带者到80岁时的累积乳腺癌风险为72%，而BRCA 2变异携带者到80岁时的累积乳腺癌风险为69%，在乳腺癌诊断20年后，致病性BRCA 1变异携带者对侧乳腺癌累积风险为40%，致病性BRCA 2变异携带者对侧乳腺癌累积风险为26%。致病性BRCA 1变异携带者的总生存期比非携带者差，但BRCA 2突变与总生存期降低无显著相关。三阴性乳腺癌（triple-negative breast cancer，TNBC）的 BRCA 1/2 基因突变率约为 12%，受体（hormone receptor HR）阳性/人表皮生长因子受体 2（human epidermal growth factor receptor 2，HER-2）阴性的乳腺癌 BRCA 1/2 基因突变率为 4%。60%~80%BRCA 1 基因突变乳腺癌为 TNBC，超过 75%BRCA 2 基因突变乳腺癌为 Luminal 型。雌激素受体阳性肿瘤致病性 BRCA 2 变体携带者 20 年生存率为 62.2%，而雌激素受体阴性肿瘤携带者 20 年生存率为 83.7%。致病性 BRCA 1/2 变异男性携带者患肿瘤风险也更大。对于携带致病性 BRCA 2 变异的男性，乳腺癌累积终生风险估计为 7%~8%。致病性 BRCA 1 变异男性携带者累积终身风险为 1.2%。

在致病性 BRCA 1/2 变异携带者中，观察到卵巢癌、输卵管和腹膜癌的风险增加。致病性 BRCA 1 变异携带者估计到 70 岁时患卵巢癌累积风险为 48.3%，而致病性 BRCA 2 变异携带者到 70 岁时患卵巢癌的累积风险为 20.0%。

（二）遗传性肾癌

遗传性肾癌是一类可引起肾细胞癌的遗传性疾病的

统称，多以遗传性综合征的形式出现，如 Von hippel-Lindau 综合征（VHL 综合征），包括肾囊肿、嗜铬细胞瘤、神经内分泌肿瘤，而肾细胞癌可能仅是其中一个表现。家族遗传性肾癌综合征由于涉及易感基因较多，对普通人群具遗传性肾癌风险患者进行确切胚系遗传风险评估，有助于识别特定患者，制定相应随访及基因检测方案。

对于发病较早（46 岁以下）、双侧、多发肾癌患者，以及具有肾癌家族史的患者，推荐进行易感基因胚系突变检测。同时根据临床表现、年龄和病理类型，选择检测何种基因。

（三）遗传性结直肠癌

5%~10% 的结直肠癌归因于明确的遗传性结肠癌综合征，包括 Lynch 综合征、腺瘤性息肉病综合征[如家族性腺瘤性息肉病（familial adenomatous polyposis，FAP）]、Mutyh 基因相关息肉病（MUTYH-associated polyposis，MAP）、错构瘤息肉病综合征等。

Lynch 综合征是一种常染色体显性遗传肿瘤综合征，占所有肠癌 2%~4%，病因是错配修复（mismatch repair，MMR）基因变异导致患者结直肠癌及其他多种

Lynch 综合征相关肿瘤发病风险明显高于正常人群。Lynch 综合征的致病原因是 4 个 MMR 基因（MLH1、MSH2、MSH6 和 PMS2）之一发生胚系变异。此外，上皮细胞黏附分子（epithelial cell-adhesion molecule，EP-CAM）基因的大片段缺失通过使 MSH2 启动子甲基化导致基因沉默，也可致病。MMR 基因胚系变异是诊断 Lynch 综合征的金标准。

FAP 是最常见的息肉病综合征，属常染色体显性遗传，由 APC 基因胚系变异导致，近 1/3 病例基因变异属新发。新发基因变异个体可将变异基因传给后代，传递概率为 50%。

CACA 指南推荐符合下述任一条件者，进行 APC 基因检测。

（1）大于 20 个腺瘤的个人病史。

（2）家族中存在已知的 APC 基因变异。

（3）硬纤维瘤、肝母细胞瘤、甲状腺乳头状癌、多灶/双侧先天性视网膜色素上皮肥厚个人病史。

MAP 是一种常染色体隐性遗传综合征，患者易患轻表型腺瘤性息肉病和结直肠癌，主要由 MUTYH 双等位基因胚系变异所致。建议有 MAP 家族史并且已知的

MUTYH变异类型的家族成员接受遗传学咨询。

（四）家族遗传性甲状腺癌

家族遗传性甲状腺癌包括遗传性甲状腺髓样癌（hereditary medullary thyroid-carcinoma，HMTC）和家族性甲状腺非髓样癌（familialnon-medullary thyroid carcinoma，FNMTC），HMTC约占甲状腺髓样癌（MTC）的25%~30%，约95%的HMTC由RET基因突变导致。

FNMTC没有热点基因变异，涉及的基因也比较多，因此，对FNMTC可以考虑广泛的多基因筛查。

CACA指南推荐对符合以下条件者进行RET基因检测。

（1）有家族史MTC患者及一级亲属。

（2）婴幼儿期出现内分泌肿瘤的患者及父母。

（3）皮肤苔藓淀粉样变、先天性巨结肠病、肾上腺嗜铬细胞瘤。

（五）遗传性前列腺癌

据估计40%~50%的前列腺癌与遗传因素相关，流行病学和家系研究证实前列腺癌有明显的家族聚集性。遗传性前列腺癌患者的发病年龄早、肿瘤侵袭性强、预后差。目前已证实多个DNA损伤修复（DDR）基因尤其是BRCA1/2的胚系突变与前列腺癌遗传易感性密切相关。推荐具有以下家族史者进行遗传性前列腺癌的风险评估。

（1）兄弟、父亲或其他家族成员在60岁前诊断为前列腺癌或因前列腺癌死亡。

（2）同系家属中具有3例及以上患胆管癌、乳腺癌、胰腺癌、前列腺癌、卵巢癌、结直肠癌、子宫内膜癌、胃癌、肾癌、黑色素瘤、小肠癌及尿路上皮癌的患者，特别是其确诊年龄小于或等于50岁。

（3）患者个人有男性乳腺癌或胰腺癌病史。

（4）已知家族携带相关胚系致病基因突变。

（六）遗传性胃癌

胃癌分为散发性胃癌、家族聚集性胃癌（familial gastric cancer，FGC）及遗传性胃癌（hereditary gastric cancer，HGC），其中5%~10%的胃癌患者有家族聚集现象，1%~3%的患者存在遗传倾向。家族遗传性胃癌为常染色体显性遗传病，大多有较明确的致病基因变异并随家系向下遗传，主要包括以下三大综合征。

（1）遗传性弥漫型胃癌（hereditary diffuse gastric cancer，HDGC）：常染色体显性遗传综合征，多由抑癌基因CDH1失活突变引起，同时有一小部分患者家系具有 CTNNA1 基因异常。

（2）胃腺癌伴近端多发息肉（gastric adenocarcinoma and proximal polyposis of the stomach，GAPPS）：常染色体显性遗传的肠型胃癌，且不伴有息肉病。肠型胃癌的癌前病变包括慢性萎缩性胃炎，肠上皮化生以及异型增生，尚未发现明确的特异性基因变异。

（3）家族性肠型胃癌（familial intestinal gastric cancer，FIGC）：一种罕见的胃息肉综合征，具有显著胃腺癌风险，其特点是局限于胃近端的常染色体显性遗传性胃息肉病，包括异型增生病变和/或肠型胃腺癌，其具有不完全外显特征。

CDH1致病变异与遗传性弥漫型胃癌密切相关。CDH1 基因筛查可通过二代测序（next generation sequencing，NGS）技术进行检测。对 NGS panel 检测结果阴性，且符合国际胃癌联盟临床诊断标准或高度怀疑携带 CDH1 基因胚系突变的人群可继续通过多重连接探针扩增（multiplex ligation-dependent probe amplification，MLPA）技术进行胚系大片段重排（large genomic rearrangement，LGR）筛查。CDH1胚系突变和胚系大片段重排阴性者可考虑继续筛查 CTNNA1 基因胚系突变。其他基因（如STK11、APC、TP53、MMR 、PTEN等）突变导致的遗传性胃癌整体发病率极低（小于1%）。

具体详见CACA指南《遗传咨询》。

二、生育力保护评估

恶性肿瘤及其治疗可能导致男性和女性不孕的不良后果。据调查数据显示，中国育龄妇女（15~49岁）肿瘤的年龄标化发病率（ASR）是109.5/10万，同年龄段男性肿瘤的年龄标准化发病率是65.2/10万。随着现代诊疗技术不断发展，早期恶性肿瘤患者生存率呈上升趋势，有生育要求的恶性肿瘤患者进行性增加。肿瘤治疗导致性腺毒性已被证实，越来越多的年轻患者希望能通过医学的帮助解决生育问题。在早期对年轻肿瘤患者（18~25年）调查中，尽管有92%的人想要孩子，但只有少数患者（20%）能怀孕或保持生育。一项基于大规模人群的队列研究显示，癌症幸存者中的女性生育率比普通人群中的女性低（21%）；相对于女性，男性幸存者生育比例稍高（HR =0.74vs0.61）。生育力保护的适用条件包活：育龄期肿瘤患者、有生育需求、病期早、疾病得到有效控制，以及进行相应的遗传咨询。遗传性肿瘤患者的生育问题，目前研究少、证据不足，如有生育需求，必须有专科医师进行严格的评估和遗传咨询。

（一）生育力损害的临床表现

一些患者控瘤治疗后，出现生育力受损，男性尤其是双侧睾丸切除术可致生育力丧失，治疗后可能发生性功能障碍，暂时性无精子症或少精子症；女性生育能力受损表现为急性卵巢功能衰竭或过早绝经。双侧卵巢切除术患者会出现生育能力丧失和卵巢激素缺乏的情况，需要转介激素替代治疗。若患者出现月经不规则、原发性或继发性闭经和/或雌激素缺乏的临床体征和症状，考虑急性卵巢功能衰竭或过早绝经，当继发于癌症治疗的卵巢储备功能显著耗竭时，将在治疗完成后不久发生卵巢功能不全。

（二）控瘤治疗对生育力损害的风险评估

控瘤治疗对生育力的影响与患者诊断和治疗时年龄有关，并取决于治疗类型、持续时间和剂量强度。目前认定主要危险因素包括基于烷化剂的化疗、可损害下丘脑垂体功能的大剂量头颅放疗以及子宫、卵巢或睾丸的靶向放疗使女性和男性性腺功能障碍和生育力下降。性腺暴露于低剂量放疗可导致男性少精或无精，高剂量放疗与女性卵巢和子宫功能障碍相关。

根据儿科倡议网络（the best practice committee of the pediatric initiative network，PIN）风险分层系统原则，CACA指南针对青年癌症患者治疗相关性腺功能不全和不孕进行风险评估。其中，风险最低限度增加发生不孕症低于20%，风险显著增加发生不孕症为21%~80%，高风险增加者发生不孕症大于80%。

（三）生殖相关激素水平及功能评估

1. 女性激素水平测定

在出现月经不规则、原发性或继发性闭经和/或雌激素缺乏临床体征和症状的患者中，根据临床指征给予卵泡刺激素（FSH）、黄体生成素（LH）和雌二醇（E2）测定。推荐使用抗苗勒氏管激素（AMH）评估卵巢储备减少。

2. 男性激素水平测定

接受放疗、化疗或非前列腺恶性肿瘤手术的男性癌症生存者可能存在性腺功能减退症，应进行性腺功能减退症的生化证据评估，即游离睾酮和总睾酮、黄体生成素、催乳素。

3.男精液质量测定

在某些控瘤治疗后，患者出现生育力受损，男性尤其是双侧睾丸切除术的患者会有生育能力下降，治疗后不同时间可能发生暂时性无精子症或少精子症；推荐禁欲3~7天后，采集精液，采集时间与采集血液的时间一致。采集精液后，将其于37 ℃温育，待完全液化后检测两组的精子数量、精子活动率、精子畸形率。根据《WHO人类精液检查与处理实验室手册（第5版）》标准对精子数量、精子活动率、精子畸形率进行测定。

（四）常用性功能评估工具量表

1. IIEF-5问卷

对男性患者，在实际使用中，受到时间限制，常需简单有效的评估量表，国际勃起功能指数5项问卷（IIEF-5）是常用的评估ED患者功能的简易问卷。其中IIEF-5是IIEF的简表，是ED诊断的简单有效的初步筛选方法。国际勃起功能指数（IIEF5）量表，按国际勃起功能指数，评分标准5~7为重度，8~11为中度，12~21为轻度。

2. FSFI量表

女性性功能量表（female sexual function index，FS-

FI）是美国 Robert Wood Johnson 医学院的 Rosen R 等于
2000年编制的患者自我报告量表，用于评估异性恋女性
在过去4周内的性功能状况。中文版FSFI在中国女性肿
瘤人群中经检验信效度良好，可作为相关研究的测量工
具用于评价女性肿瘤幸存者的性功能状态。FSFI包括性
欲、性唤起、阴道湿润度、性高潮、满意度和疼痛六大
维度，共19个条目，其中性欲包含2个条目，性唤起和
阴道润滑度包含4个条目，性高潮、满意度及疼痛包含
3个条目。其中，条目1、2、15、16采用5~1分5级反
向计分，其余条目均采用Likert6级评分法，分0—5等
级，经分值转换后，每个维度满分为6分，最低分2分，
最高分36分，得分越高即性功能状态越好。

（五）靶向治疗及免疫治疗对生育的影响

靶向及免疫治疗肿瘤的药物日新月异，更新了个体
化治疗癌症的格局。虽然这些新的控瘤的方法改善了肿
瘤患者的生存，具有巨大的潜力，但副作用如脱靶效应
及免疫反应可能暂时性或者永久性地损害生殖系统；在
特定的人群中，某些癌症治疗反而可能促进生育。但是
目前的研究仍缺乏足够的数据，这是长期使用靶向药物
患者面临的一个特别重要的问题，尤其是对于最容易产

生生殖健康后遗症的年轻患者。进一步扩大分类和细化药物个体化损害生育力的研究是非常必要的。

具体详见CACA指南《生育保护》。

第七章

肿瘤中医病机辨识与评估

中医药在肿瘤治疗中发挥的作用愈来愈受到国内学界的关注。标准治疗基础上整合中医药内外治法可进一步增强肿瘤治疗效果，减轻治疗副反应。

辨证论治是中医临床的精髓，辨证过程是对病机进行推演、分析、归纳的过程。"病机"，即疾病发生、发展、变化及其结局的机理，包括病性、病位、病势、病传及预后等。辨识病机是连接辨证与论治两个过程的纽带。因此，辨证应首先重视病机分析。

临床在四诊合参、八纲辨证、气血津液辨证、脏腑辨证基础上梳理症状，结合面色、舌象、脉象组成证候群，与其病机、治则、治法及方药相对应，同时将症状量化评估，依据其变化评价治疗效果。

肿瘤病人病情复杂，其基本病机以本虚标实为主，虚证多为气虚、阳虚、阴虚、血虚，实证多为气滞、痰湿、血瘀、热毒，临床患者大多虚实相兼。故抓住主要病机对症施治，充分发挥中西医整合治疗作用，使患者更大程度受益。

一、气虚证

气虚证是指肿瘤患者机体元气不足，脏腑组织功能减退，以神疲乏力、少气懒言、脉虚等为主要表现。

主症：神疲乏力，气短懒言，自汗，易感冒，舌淡（胖）嫩苔白，脉虚细。

兼症：面色淡白或萎黄，咳喘无力或咯吐清涎，腹胀纳呆，疼痛绵绵，二便无力，夜尿频多，脉沉或迟。

治法：益气固本。

二、阳虚证

阳虚证是指人体阳气亏损，其温养、推动、气化等功能减退，以畏寒肢冷为主要表现的虚寒证。

主症：面色㿠白，畏寒肢冷，进凉物后易腹泻，喜温喜按、遇热痛减，小便清长或夜尿频多，大便稀溏或五更泄泻，舌淡胖边有齿痕，苔白滑。脉沉迟或无力。

兼症：精神萎靡，头晕、嗜睡，自汗，口淡不渴，痰涎清稀，腰膝酸软，小便淋漓、尿流渐细、尿少水肿，舌胖大苔滑，脉细弱。

治法：温阳散寒。

三、阴虚证

阴虚证是指人体阴液亏少，其滋润、濡养等功能减退，或阴不制阳，阳气偏亢，以口咽干燥、五心烦热、潮热盗汗等为主要表现的虚热证。

主症：咽干口燥，五心烦热，盗汗，小便短黄，大便干结，舌红少苔，脉细数。

兼症：消瘦，头晕耳鸣，失眠多梦，干咳少痰或痰中带血丝，嘈杂、反酸，腰膝酸软，隐痛，舌干裂，苔薄白，脉沉细数。

治法：滋阴清热。

四、血虚证

血虚证是指血液亏虚，不能濡养脏腑、经络、组织，以面、睑、唇、舌色淡白，脉细为主要表现。

主症：面色、唇、甲色淡，头晕眼花，失眠健忘，心悸怔忡，舌淡，脉细。

兼症：出血（色淡），疼痛隐隐，肢麻拘挛，苔白，脉沉细弱。

治法：益气养血。

五、气滞证

气滞证是指人体某一部位，或某一脏腑、经络的气机阻滞、运行不畅，以胀闷、疼痛、脉弦为主要表现。气滞证又称气郁证、气结证。

主症：胸胁、脘腹、少腹等处胀闷疼痛，痛无定处，疼痛常随情绪变化而增减或随嗳气、呃逆、矢气、太息等减轻，平素情绪敏感、脆弱，善叹息，烦躁易怒，口苦咽干或伴呕吐，口苦咽干或伴呕吐，舌淡暗，脉弦。

兼症：眩晕，咳嗽气喘，嗳气、呃逆，腹胀纳呆，或见大便不利，舌边齿痕，苔薄白或薄黄、白腻或黄腻，脉弦细。

治法：行气解郁。

六、痰湿证

痰湿证是指痰浊停聚或流窜于脏腑、组织之间，临床以痰多、胸闷、呕恶、眩晕、体胖、包块等为主要表现。

主症：头身困重，胸脘痞闷，呕恶纳呆，呕吐痰涎、痰多，大便黏滞或溏薄，舌淡苔白腻，边有齿痕，脉滑或濡缓。

兼症：头晕目眩，身目发黄，包块，口中黏腻，口淡不渴或渴不欲饮，里急后重，舌淡苔白厚腻，脉浮滑、弦滑或濡滑。

治法：化痰祛湿。

七、血瘀证

血瘀证是指瘀血内阻，以疼痛、肿块、出血、瘀血、脉涩为主要表现。

主症：刺痛、放射痛，包块质硬，色暗或紫，唇甲青紫，出血色暗或夹血块，舌质紫黯或有瘀斑、瘀点，舌下脉络迂曲，脉涩。

兼症：面色黧黑，肌肤甲错，皮下紫斑，肢体麻木，脉沉弦、脉结代、脉弦涩、脉沉细涩或牢脉。

治法：活血化瘀。

八、热毒证

热毒证是指因气滞、痰湿、血瘀之邪蕴结化火，以身热、面赤、舌红、斑疹色红，体表肿瘤红肿、灼痛，尿赤、便结为主要表现。

主症：面赤，斑疹色红，体表肿瘤红肿、灼痛，多伴溃疡及出血（色红），日晡潮热，持续低热或高热，干咳、咳黄痰或脓血腥臭痰，口臭、口干，牙龈肿痛、咽痛，尿赤便结，舌红，脉数。

兼症：急躁易怒，坐卧不安甚或神昏谵语，身目发黄或伴口苦、口黏，胸胁灼痛、急躁易怒。舌红绛，舌边红或尖红，苔黄燥或厚腻甚焦黑，脉滑数或弦数。

治法：清热解毒。

临床中对肿瘤患者证候群进行梳理，主症为A级推荐，兼症为B级推荐。同时对症状打分进行量化（表15），可动态评价治疗效果。

表15　肿瘤中医病机辨识评估表

气虚											
A级推荐											
症状	评分										
	0	1	2	3	4	5	6	7	8	9	10
神疲乏力											
气短懒言											
自汗											
易感冒											
舌淡(胖)嫩苔白*											
脉虚*											
B级推荐											
面色淡白或萎黄											
咳喘无力或咯吐清涎											
腹胀纳呆											
疼痛绵绵											
二便无力、夜尿频多											
脉沉或迟*											
阳虚											
A级推荐											
症状	评分										
	0	1	2	3	4	5	6	7	8	9	10

面色㿠白、畏寒肢冷											
进凉物后易腹泻											
喜温喜按、遇热痛减											
小便清长或夜尿频多,大便稀溏或五更泄泻											
舌淡胖边有齿痕,苔白滑*											
脉沉迟或无力*											
B级推荐											
精神萎靡,头晕、嗜睡											
自汗											
口淡不渴											
痰涎清稀											
腰膝酸软											
小便淋漓,尿流渐细、尿少水肿											
舌胖大苔滑*											
脉细弱*											

阴虚

A级推荐

症状	评分										
	0	1	2	3	4	5	6	7	8	9	10
咽干口燥											
五心烦热											
盗汗											
小便短黄、大便干结											
舌红少苔*											

脉细数*											
B级推荐											
消瘦											
头晕耳鸣											
失眠多梦											
干咳少痰或痰中带血丝											
嘈杂、反酸											
腰膝酸软											
隐痛											
舌干裂，苔薄白*											
脉沉细数*											
血虚											
A级推荐											

症状	评分										
	0	1	2	3	4	5	6	7	8	9	10
面色、唇、甲色淡											
头晕眼花											
失眠健忘											
心悸怔忡											
舌淡*											
脉细*											
B级推荐											
出血色淡											
疼痛隐隐											
肢麻拘挛											
苔白、苔薄白*											

脉沉细、脉细弱*											

<table>
<tr><td colspan="12" style="text-align:center">气滞</td></tr>
<tr><td colspan="12" style="text-align:center">A级推荐</td></tr>
<tr><td rowspan="2">症状</td><td colspan="11" style="text-align:center">评分</td></tr>
<tr><td>0</td><td>1</td><td>2</td><td>3</td><td>4</td><td>5</td><td>6</td><td>7</td><td>8</td><td>9</td><td>10</td></tr>
<tr><td>(胸胁、少腹)胀痛、痛无定处</td><td></td><td></td><td></td><td></td><td></td><td></td><td></td><td></td><td></td><td></td><td></td></tr>
<tr><td>情绪敏感、善叹息,发病与情绪有关</td><td></td><td></td><td></td><td></td><td></td><td></td><td></td><td></td><td></td><td></td><td></td></tr>
<tr><td>烦躁易怒</td><td></td><td></td><td></td><td></td><td></td><td></td><td></td><td></td><td></td><td></td><td></td></tr>
<tr><td>口苦咽干或伴呕吐</td><td></td><td></td><td></td><td></td><td></td><td></td><td></td><td></td><td></td><td></td><td></td></tr>
<tr><td>舌淡暗*</td><td></td><td></td><td></td><td></td><td></td><td></td><td></td><td></td><td></td><td></td><td></td></tr>
<tr><td>脉弦*</td><td></td><td></td><td></td><td></td><td></td><td></td><td></td><td></td><td></td><td></td><td></td></tr>
<tr><td colspan="12" style="text-align:center">B级推荐</td></tr>
<tr><td>眩晕</td><td></td><td></td><td></td><td></td><td></td><td></td><td></td><td></td><td></td><td></td><td></td></tr>
<tr><td>咳嗽气喘</td><td></td><td></td><td></td><td></td><td></td><td></td><td></td><td></td><td></td><td></td><td></td></tr>
<tr><td>嗳气、呃逆</td><td></td><td></td><td></td><td></td><td></td><td></td><td></td><td></td><td></td><td></td><td></td></tr>
<tr><td>腹胀纳呆</td><td></td><td></td><td></td><td></td><td></td><td></td><td></td><td></td><td></td><td></td><td></td></tr>
<tr><td>大便不利</td><td></td><td></td><td></td><td></td><td></td><td></td><td></td><td></td><td></td><td></td><td></td></tr>
<tr><td>舌边齿痕,苔薄白或薄黄,白腻或黄腻*</td><td></td><td></td><td></td><td></td><td></td><td></td><td></td><td></td><td></td><td></td><td></td></tr>
<tr><td>脉弦细*</td><td></td><td></td><td></td><td></td><td></td><td></td><td></td><td></td><td></td><td></td><td></td></tr>
<tr><td colspan="12" style="text-align:center">痰湿</td></tr>
<tr><td colspan="12" style="text-align:center">A级推荐</td></tr>
<tr><td rowspan="2">症状</td><td colspan="11" style="text-align:center">评分</td></tr>
<tr><td>0</td><td>1</td><td>2</td><td>3</td><td>4</td><td>5</td><td>6</td><td>7</td><td>8</td><td>9</td><td>10</td></tr>
</table>

中国肿瘤整合诊治技术指南（CACA）

头身困重											
胸脘痞闷											
呕恶纳呆											
呕吐痰涎、痰多											
大便黏滞、大便溏薄											
舌淡苔白腻、边有齿痕*											
脉滑或濡缓*											
B 级推荐											
头晕目眩											
身目发黄*											
包块*											
口中黏腻、口淡不渴或渴不欲饮											
里急后重											
舌淡、苔白厚腻*											
脉浮滑,脉弦滑、脉濡滑*											

血瘀

A 级推荐

症状	评分										
	0	1	2	3	4	5	6	7	8	9	10
刺痛、放射痛											
包块质硬,色暗或紫*											
唇甲青紫*											
出血色暗或夹血块											
舌质紫黯或有瘀斑、瘀点,舌下脉络迂曲*											

脉涩*											

B级推荐

面色黧黑*											
肌肤甲错*											
皮下紫斑*											
肢体麻木											
脉沉弦、脉结代、脉弦涩、脉沉细涩或牢脉*											

热毒

A级推荐

症状	评分										
	0	1	2	3	4	5	6	7	8	9	10
面赤,斑疹色红											
体表肿瘤红肿、灼痛,多伴溃疡及出血色红											
日晡潮热,持续低热或壮热											
干咳、咳黄痰或脓血腥臭痰											
口臭、口干,牙龈肿痛、咽痛											
尿赤便结											
舌红*											
脉数*											

B级推荐

急躁易怒,坐卧不安甚或神昏谵语											
身目发黄*或伴口苦、口黏											

续表

胸胁灼痛									
舌红绛,舌边红或尖红,苔黄燥或厚腻甚焦黑*									
脉滑数或弦数*									

*条目为医生评估完成，其他条目为医生指导患者自评完成。

参考文献

1. 樊代明.中国肿瘤整合诊治指南（CACA）.天津：天津科学技术出版社，2022.

2. 樊代明.整合肿瘤学.临床卷.科学出版社，2021.

3. 李玲，罗经宏.日常生活能力评估在晚期肿瘤病人中的应用.全科护理，2021，19（13）：1845-1847.

4. Charles S. Cleeland，Michael J.Fisch.癌症症状学：评测、机制和管理.张宏艳，李小梅，主译.北京：人民卫生出版社，2019.

5. 叶艳欣，秦岚，曾凯，等.癌症患者治疗间歇期核心症状及症状群的识别.护理学杂志，2022，37（01）：20-24.

6. 彭平，陈元.癌症相关性疲乏的研究现状和进展.实用肿瘤杂志，2022，37（04）：293-298.

7. 张剑军，钱建新.中国癌症相关性疲乏临床实践诊疗指南（2021年版）.中国癌症杂志，2021，31（09）：852-872.

8. 陈伟娟，赵海燕，孔冬，等.成年肿瘤患者癌因性疲乏筛查与评估的证据总结.护理学报，2020，27（14）：20-25.

9. 饶跃峰，廖争青，叶子奇，等.癌痛规范化治疗评估量表的研发与应用.中华疼痛学杂志，2021，17（04）：360-366.

10. Dai W, Feng W, Zhang Y, et al. Patient-Reported Outcome-Based Symptom Management Versus Usual Care After Lung Cancer Surgery: A Multicenter Randomized Controlled Trial. J Clin Oncol, 2022, 40 (9): 988-996.

11. Kim A, Chung KC, Keir C, et al. Patient-reported outcomes associated with cancer screening: a systematic review. BMC Cancer, 2022, 22 (1): 223.

12. Fink RM, Gallagher E. Cancer Pain Assessment and Measurement. Semin Oncol Nurs, 2019, 35 (3): 229-234.

13. Minvielle E, di Palma M, Mir O, et al. The use of patient-reported outcomes （PROs）in cancer care: a realistic strategy. Ann Oncol, 2022, 33 (4): 357-359.

14. NCCN Clinical Practice Guidelines in Oncology: Adult Cancer Pain（Version 2.2022）.

15. Fox RS, Ancoli-Israel S, Roesch SC, et al. Sleep disturbance and cancer-related fatigue symptom cluster in breast cancer patients undergoing chemotherapy. Support Care Cancer, 2020, 28 (2): 845-855.

16. Kwekkeboom KL, Wieben A, Braithwaite L, et al. Characteristics of Cancer Symptom Clusters Reported through a Patient-Centered Symptom Cluster Assessment. West J Nurs Res, 2022, 44 (7): 662-674.

17. Caraceni A, Shkodra M. Cancer Pain Assessment and Classification. Cancers (Basel), 2019, 11 (4): 510.

18. Løhre ET, Thronæs M, Klepstad P. Breakthrough cancer pain in 2020. Curr Opin Support Palliat Care, 2020, 14 (2): 94-99.

19. Martland ME, Rashidi AS, Bennett MI, et al. The use of quantitative sensory testing in cancer pain assessment: A systematic review. Eur J Pain, 2020, 24 (4): 669-684.

20. DSilva F, Singh P, Javeth A. Determinants of Cancer-Related Fatigue among Cancer Patients: A Systematic Review. J Palliat Care, 2022, Online ahead of print.

21. Grusdat NP, Stäuber A, Tolkmitt M, et al. Routine cancer treatments and their impact on physical function, symptoms of cancer-related fatigue, anxiety, and depression. Support Care Cancer, 2022, 30 (5): 3733-3744.

22. Pelzer F, Loef M, Martin DD, et al. Cancer-related fatigue in patients treated with mistletoe extracts: a systematic review and meta-analysis. Support Care Cancer, 2022, 30 (8): 6405-6418.

23. Campbell R, Bultijnck R, Ingham G, et al A review of the content and psychometric properties of cancer-related fatigue (CRF) measures used to assess fatigue in intervention studies. Support Care Cancer, 2022, 30 (11): 8871-8883.

24. Gentile D, Beeler D, Wang XS, et al. Cancer-Related Fatigue Outcome Measures in Integrative Oncology: Evidence for Practice and Research Recommendations. Oncology (Williston Park), 2022, 36 (5): 276-287.

25. 中国抗癌协会癌症康复与姑息治疗专业委员会, 中国临床肿瘤学会肿瘤支持与康复治疗专家委员会. 癌症相关性疲乏诊断与治疗中国专家共识.中华医学杂志，2022，102（03）：180-189.

26. Wang XS, Kamal M, Chen TH, et al. Assessment of physical function by subjective and objective methods in patients undergoing open gynecologic surgery. Gynecol Oncol, 2021, 161（1）：83-88.

27. Xue D, Li P, Chen TH, et al. Utility of a Patient-Reported Symptom and Functioning Assessment Tool for Geriatric Oncology Care in China. Value Health Reg Issues, 2022, 29：28-35.

28. 石汉平.恶性肿瘤病人营养诊断及实施流程.中国实用外科杂志，2018，38（03）：257-261.

29. 石汉平，丛明华，陈伟.再论营养不良的三级诊断.中国医学前沿杂志（电子版），2020，12（01）：1-7，159.

30. Lyon A R, Dent S, Stanway S, et al. Baseline cardio-vascular risk assessment in cancer patients scheduled to receive cardiotoxic cancer therapies：a position statement and new risk assessment tools from the Cardio-Oncology Study Group of the Heart Failure Association of

the European Society of Cardiology in collaboration with the International Cardio-Oncology Society. Eur J Heart Fail, 2020, 22 (11): 1945-1960.

31. Totzeck M, Schuler M, Stuschke M, et al. Cardio-oncology-strategies for management of cancer-therapy related cardiovascular disease. Int J Cardiol. 2019, 280: 163-175.

32. 王瑾, 李晨, 陈孟莉. 基于肾功能水平的合理用药临床决策支持系统的研究进展. 中国医院用药评价与分析, 2022, 22 (08): 1014-1016.

33. Okwuosa T M, Morgans A, Rhee J W, et al. Impact of Hormonal Therapies for Treatment of Hormone-Dependent Cancers (Breast and Prostate) on the Cardiovascular System: Effects and Modifications: A Scientific Statement From the American Heart Association. Circ Genom Precis Med, 2021, 14 (3): e82.

34. Conte P, Ascierto PA, Patelli G, et al. Drug-induced interstitial lung disease during cancer therapies: expert opinion on diagnosis and treatment. ESMO Open. 2022; 7 (2): 100404.

35. Halpin DMG, Criner GJ, Papi A, et al. Global Initiative for the Diagnosis, Management, and Prevention of Chronic Obstructive Lung Disease. The 2020 GOLD Science Committee Report on COVID-19 and Chronic Obstructive Pulmonary Disease. Am J Respir Crit Care Med, 2021, 203 (1): 24-36.

36. Seethapathy H, Zhao S, Chute DF, et al. The Incidence, Causes, and Risk Factors of Acute Kidney Injury in Patients Receiving Immune Checkpoint Inhibitors. Clin J Am Soc Nephrol, 2019, 14 (12): 1692-1700.

37. Cortazar FB, Kibbelaar ZA, Glezerman IG, et al. Clinical Features and Outcomes of Immune Checkpoint Inhibitor-Associated AKI: A Multicenter Study. J Am Soc Nephrol, 2020, 31 (2): 435-446.

38. Lichtman SM, Harvey RD, Damiette Smit MA, et al. Modernizing Clinical Trial Eligibility Criteria: Recommendations of the American Society of Clinical Oncology-Friends of Cancer Research Organ Dysfunction, Prior or Concurrent Malignancy, and Comorbidities Working Group. J Clin Oncol. 2017; 35 (33): 3753-3759.

39. Illouz F, Drui D, Caron P, Do Cao C. Expert opinion on thyroid complications in immunotherapy. Ann Endocrinol (Paris), 2018, 79 (5): 555-561.

40. Basolo A, Matrone A, Elisei R, et al. Effects of tyrosine kinase inhibitors on thyroid function and thyroid hormone metabolism. Semin Cancer Biol, 2022, 79: 197-202.

41. Lima Ferreira J, Costa C, Marques B, et al. Improved survival in patients with thyroid function test abnormalities secondary to immune-checkpoint inhibitors. Cancer Immunol Immunother, 2021, 70 (2): 299-309.

42. Elizabeth AS, Eva C, Amber SK, et al. Physical Activity Patterns and Relationships With Cognitive Function in Patients With Breast Cancer Before, During, and After Chemotherapy in a Prospective, Nationwide Study. J Clin Oncol, 2021, 39 (29): 3283-3292.

43. Cappelli LC, Gutierrez AK, Bingham CO, et al. Rheumatic and Musculoskeletal Immune-Related Adverse Events Due to Immune Checkpoint Inhibitors: A Systematic Review of the Literature. Arthritis Care Res

（Hoboken），2017，69（11）：1751-1763.

44.文爱东，王婧雯，卢健.最新使用药物手册.北京：
中国医药科技出版社，2021.

45.文爱东，王婧雯.常用药物相互作用速查手册.北京：
中国医药科技出版社，2020.

46.陈新谦，金有豫，汤光.新编药物学.北京：人民卫
生出版社，2018.

47.陈思涓，谭慧，谌永毅，等.美国癌症患者心理痛苦
五步骤管理及其对我国的启示.中国护理管理，
2018，18（1）：118-121.

48.Distress Management. NCCN Clinical Practice Guidelines
in Oncology，Version 2.2022-January 27，2022，avail-
able at www.nccn.org .

49.张琪然，蔡春凤，万永慧.癌症患者焦虑、抑郁的研
究进展：脆弱期筛查及症状管理.现代临床护理，
2019，18（9）：72-76.

50.李园园，张红霞，马丽华，等.美国《精神障碍诊断
与统计手册》第5版跨界症状量表在消化系统恶性肿
瘤患者精神症状评估中的应用.临床精神医学杂志，
2020，30（4）：260-262.

51. Yuan D，Huang Y，Wu J，et al. Anxiety and depression in lung cancer：effect of psychological interventions – network meta-analysis. BMJ Support Palliat Care，2022，7：spcare-2022-003808.

52. McQuaid JR，Buelt A，Capaldi V，et al.The Management of Major Depressive Disorder：Synopsis of the 2022 U.S. Department of Veterans Affairs and U.S. Department of Defense Clinical Practice Guideline. Annals of internal medicine，2022，175（10），1440-1451. https：//doi.org/10.7326/M22-1603.

53. Depression in adults：treatment and management NICE guideline Published：29 June 2022. www. nice. org. uk / guidance/ng222.

54. Ren X，Boriero D，Chaiswing L，et al. Plausible biochemical mechanisms of chemotherapy - induced cognitive impairment（"chemobrain"），a condition that significantly impairs the quality of life of many cancer survivors. Biochim Biophys Acta Mol Basis Dis，2019，1865：1088-1097.

55. 姜季委，李汶逸，王艳丽，等.癌症相关认知功能障碍发病机制研究进展.中国现代神经疾病杂志，2021，21（11）：934-941.

56.冯丽娜，贺瑾，张会来.网络化认知训练在癌症相关认知障碍患者中的应用现状.天津护理，2022，30（01）：124-126.

57.顾平，何金彩，刘艳骄，等.中国失眠障碍诊断和治疗指南.中国睡眠研究会东北睡眠工作委员会首届学术年会暨黑龙江省中西医结合学会睡眠分会第二届学术年会，2019：10.

58.Chen D，Yin Z，Fang B. Measurements and status of sleep quality in patients with cancers. Support Care Cancer，2018，26（2）：405-414.

59.Hoang HTX，Molassiotis A，Chan CW，et al. New-onset insomnia among cancer patients undergoing chemotherapy：prevalence，risk factors，and its correlation with other symptoms. Sleep Breath，2020，24（1）：241-251.

60.Lin CY，Cheng ASK，Imani V，et al. Advanced psychometric testing on a clinical screening tool to evaluate insomnia：sleep condition indicator in patients with advanced cancer. Sleep and Biological Rhythms, 2020, 18 (4): 343.

61. Moon SY, Jerng UM, Kwon OJ, et al. Comparative Effectiveness of Cheonwangbosimdan (Tian Wang Bu Xin Dan) Versus Cognitive-Behavioral Therapy for Insomnia in Cancer Patients: A Randomized, Controlled, Open-Label, Parallel-Group, Pilot Trial. Integr Cancer Ther, 2020, 19: 1534735420935643.

62. 马雪娇, 周慧灵, 任似梦, 等. 癌症相关失眠评估工具及其评价指标研究进展. 世界中医药, 2021, 16 (13): 1937-1941.

63. Bastien CH, Vallières A, Morin CM. Validation of the Insomnia Severity Index as an outcome measure for insomnia research. Sleep Med, 2001, 2 (4): 297-307.

64. Insomnia Scale and Insomnia Severity Index among patients with advanced cancer. J Sleep Res, 2020, 29 (1): e12891.

65. Yabuki Y, Fukunaga K. Clinical therapeutic strategy and neuronal mechanism underlying Post-traumatic stress disorder (PTSD). Int J Mol Sci, 2019, 20

（15）：3614.

66.Bisson JI，Berliner L，Cloiter M，et al. The International Society for Traumatic Stress Studies New Guidelines for the prevention and treatment of Post-traumatic stress disorder：methodology and development process.Journal of Traumatic Stress，2019，32（4）：475-483.

67.隋霄，李艳秋，刘雪竹，等.恶性肿瘤患者创伤后应激障碍的研究进展.反射疗法与康复医学，2021，002（024）：175-178.

68.Wang Q，Chen S，Liu W，et al. Validation of the Chinese version of the Family Crisis Oriented Personal Evaluation Scales in families of patients with dementia. Geriatr Nurs，2022，45：131-139.

69.Alam S，Hannon B，Zimmermann C. Palliative Care for Family Caregivers. J Clin Oncol，2020，38（9）：926-936.

70.Zhou S，Zhao Q，Weng H，et al. Translation，cultural adaptation and validation of the Chinese version of the Carer Support Needs Assessment Tool for family caregivers of cancer patients receiving home-based hospice care. BMC Palliat Care, 2021, 20（1）: 71.

71.Jones SM, Henrikson NB, Panattoni L, et al. A theoretical model of financial burden after cancer diagnosis. Future Oncol, 2020, 16（36）: 3095-3105.

72.Yu HH, Yu ZF, Li H, et al. The comprehensive Score for financial Toxicity in China: Validation and Responsiveness. J Pain Symptom Manage, 2021, 61（6）: 1297-1304.e1.

73.Chaft JE, Shyr Y, Sepesi B, et al. Preoperative and Postoperative Systemic Therapy for Operable Non-Small-Cell Lung Cancer. J Clin Oncol, 2022, 40（6）: 546-555.

74.Vaidya JS, Bulsara M, Baum M, et al. Long term survival and local control outcomes from single dose targeted intraoperative radiotherapy during lumpectomy （TARGIT-IORT）for early breast cancer: TARGIT-A randomised clinical trial. BMJ, 2020, 370: m2836.

75.Eisenhauer EA, Therasse P, Bogaerts J, et al. New response evaluation criteria in solid tumours: revised RECIST guideline （version 1.1）. Eur J Cancer, 2009,

45（2）：228-247.

76. Takeuchi K，Naito M，Kawai S，et al. Study Profile of the Japan Multi-institutional Collaborative Cohort （J-MICC）Study. J Epidemiol，2021，31（12）：660-668.

77. Hipp LE，Hulswit BB，Milliron KJ. Clinical tools and counseling considerations for breast cancer risk assessment and evaluation for hereditary cancer risk. Best Pract Res Clin Obstet Gynaecol，2022，82：12-29.

78. 王丹若，袁玲，武丽桂，等.肿瘤遗传风险人群对肿瘤遗传咨询的认知和态度.临床与病理杂志，2018，38（03）：575-583.

79. 谢幸，沈源明.妇科恶性肿瘤生育力保护的权衡与决策.中国实用妇科与产科杂志，2019，35（06）：609-611.

80. Stern C，Agresta F：Setting up a fertility preservation programme. Best Pract Res Clin Obstet Gynaecol，2019，55：67-78.

81. Bussies PL，Richards EG，Rotz SJ，et al. Targeted cancer treatment and fertility：effect of immunotherapy and small molecule inhibitors on female reproduction. Re-

prod Biomed Online，2022，44（1）：81-92.

82. Oktay K，Harvey BE，Partridge AH，et al. Fertility Preservation in Patients With Cancer：ASCO Clinical Practice Guideline Update. J Clin Oncol，2018，36（19）：1994-2001.

83. 徐珂，姜愚.恶性肿瘤患者的生育保护.肿瘤预防与治疗，2018，31（03）：219-226.

84. 王红霞，盛湲，刘赟，等.中国乳腺癌患者BRCA1/2基因检测与临床应用专家共识，《中国癌症杂志》，2018，28（10），787-800.

85. Daly MB，Pal T，Berry MP，et al. Genetic / Familial High-Risk Assessment：Breast，Ovarian，and Pancreatic，Version 2.2021，NCCN Clinical Practice Guidelines in Oncology. J Natl Compr Canc Netw，2021，19（1）：77-102.

86. Weiss JM，Gupta S，Burke CA，et al. NCCN Guidelines® Insights：Genetic / Familial High-Risk Assessment：Colorectal，Version 1.2021.J Natl Compr Canc Netw，2021，19（10）：1122-1132.

87. Metcalfe K，Lynch HT，Foulkes WD，et al. Oestrogen

receptor status and survival in women with BRCA2−asso-ciated breast cancer. Br J Cancer，2019，120：398 − 403.

88. Williamson SR，Gill AJ，Argani P，et al. Report from the international society of urological pathology（ISUP）consultation conference on molecular pathology of uro-genital cancers. Am J Surg Pathol，2020，44（7）：e47−e65.

89. Wierzbicki PM，Klacz J，Kotulak−Chrzaszcz A，et al. Prognostic significance of VHL，HIF1A，HIF2A，VEGFA and p53 expression in patients with clear cell renal cell carcinoma treated with sunitinib as first−line treatment. Int J Oncol，2019，55（2）：371−390.

90. 季加孚，解云涛，吴鸣，等.中国家族遗传性肿瘤临床诊疗专家共识.中国肿瘤临床，2022，49（1）：1-5.

91. Daly MB，Pal T，Berry MP，et al. Genetic / familial high−risk assessment：breast，ovarian，and pancreat-ic，version 2.2021，NCCN clinical practice guidelines in oncology. J Natl Compr Canc Netw，2021，19（1）：

77-102.

92.Capezzone M，Robenshtok E，Cantara S，et al. Familial nonmedullary thyroid cancer：a critical review. J Endocrinol Invest，2021，44（5）：943-950.

93.Tzelepi V，Grypari IM，Logotheti S，et al. Contemporary grading of prostate cancer： the impact of grading criteria and the significance of the amount of intraductal carcinoma. Cancers，2021，13（21）：5454.

94.贾淑芹，贾永宁，王晰程，等。中国家族遗传性肿瘤临床诊疗专家共识-家族遗传性胃癌.中国肿瘤临床，2021，48（24）：1248-1252.

95.Alfano CM，Leach CR，Smith TG，et al. Equitably improving out - comes for cancer survivors and supporting caregivers： A blue - print for care delivery， research， education， and policy. CA Cancer J Clin， 2019， 69（1）：35-49.

96.孙丹，范江涛，张师前，等.卵巢恶性肿瘤保留生育功能的中国专家共识（2022年版）.中国实用妇科与产科杂志，2022，38（07）：705-713.

97.Tanenbaum H，Wolfson J，Xu L，et al. Adherence to

Children's Oncology Group Long-Term Follow-up Guidelines among high-risk adolescent and young adult cancer survivors. Annals of Epidemiology, 2020, 36（C）：68-68.

98.Bussies Parker L, Richards Elliott G, Rotz Seth J, et al. Targeted cancer treatment and fertility：effect of immunotherapy and small molecule inhibitors on female reproduction. Reprod Biomed Online, 2022, 44：81-92.

99.林传权, 谢海媚, 黄也, 陈蔚文, 李强.基于辨识病机探讨中医精准辨证论治.广州中医药大学学报, 2020, 37（08）：1589-1593.